Yoga per la Rinascita

Come Gestire il Cambiamento della Menopausa con Serenità e Positività

Di *Aisha Lombardi*

*"Non lasciare che si arrugginisca
il ferro che c'è in te"*

Cit. Madre Teresa di Calcutta

Sommario

Capitolo 1: Introduzione al legame tra Yoga e Menopausa

La menopausa, comunemente definita come il termine del ciclo mestruale regolare in una donna, segna una fase di significativo cambiamento sia fisico che emotivo. Questo periodo, che solitamente si verifica tra i 45 e i 55 anni, rappresenta non solo una transizione biologica ma anche un'occasione di trasformazione personale. Con l'arrivo della menopausa, l'organismo femminile subisce variazioni ormonali principalmente caratterizzate dalla riduzione nella produzione di estrogeni e progesterone. Questi cambiamenti ormonali possono portare a una serie di sintomi fisici e psicologici, tra cui vampate di calore, insonnia, aumento di peso, sbalzi d'umore e ansia.

Oltre agli aspetti biologici, la menopausa incide profondamente sull'identità e sul benessere psicologico della donna. La percezione di sé e il ruolo sociale possono essere messi in discussione, sfidando le donne a riconsiderare e ridefinire la propria vita e le proprie priorità. In questo contesto, emerge l'importanza di approcci e strumenti che possano supportare efficacemente le donne in questa fase di passaggio.

Lo yoga, una pratica millenaria che integra elementi fisici, mentali e spirituali, offre strumenti potenti per navigare attraverso le turbolenze della menopausa. Attraverso le sue diverse tecniche, che includono asana (posizioni), pranayama (tecniche di respirazione) e meditazione, lo yoga aiuta a mantenere l'equilibrio ormonale, a gestire lo stress e a promuovere un senso di pace interiore. Queste pratiche non solo migliorano la flessibilità e la forza fisica, ma contribuiscono anche a un maggior equilibrio emotivo, fornendo alle donne gli strumenti per affrontare con resilienza i cambiamenti interni ed esterni.

In questo libro, esploreremo come lo yoga possa essere utilizzato per affrontare specificamente i sintomi della menopausa, sottolineando l'importanza di un approccio personalizzato che consideri le esigenze uniche di ogni donna. L'obiettivo è offrire non solo una guida pratica alle varie posizioni e tecniche, ma anche incoraggiare una profonda connessione con il proprio corpo e spirito, facilitando un percorso di auto-scoperta e accettazione durante questo periodo di grande cambiamento.

Il legame tra lo yoga e la menopausa si fonda quindi su una profonda comprensione delle sfide e delle opportunità che questo periodo della vita presenta. Attraverso l'adozione regolare della pratica dello yoga, le donne possono non solo alleviare i sintomi fisici della menopausa, ma anche trarre forza dalla loro esperienza interiore, trasformando un periodo spesso visto in chiave negativa in un'opportunità di rinascita e rinnovamento.

Incoraggiando le lettrici a esplorare lo yoga come un percorso di benessere, questo libro intende guidare ciascuna di voi attraverso un viaggio di trasformazione personale, dove il cambiamento della menopausa viene visto non solo come una fase da superare, ma come un portale verso una nuova fase di vita ricca di potenzialità.

Introduzione allo yoga come strumento di trasformazione personale durante la menopausa

Esploriamo ora come lo yoga emerge come uno strumento essenziale per affrontare e trasformare queste sfide in opportunità di crescita personale. Il legame tra lo yoga e la menopausa si radica nella capacità di questa pratica antica di armonizzare corpo, mente e spirito, offrendo un rifugio sicuro durante i periodi di turbolenza interna ed esterna.

Lo yoga non è solo una serie di esercizi fisici; è una pratica integrata che combina movimento, respirazione e meditazione per promuovere il benessere completo. Durante la menopausa, molte donne si trovano a combattere con l'instabilità emotiva e il disagio fisico causati dai cambiamenti ormonali. La pratica regolare dello yoga può alleviare significativamente questi sintomi offrendo un senso di stabilità e serenità. Le posizioni, o asana, aiutano a rafforzare il corpo, migliorano la circolazione e aumentano la flessibilità. Simultaneamente, la pratica della respirazione, o pranayama, aiuta a calmare la mente e a regolare il sistema nervoso, riducendo lo stress e l'ansia che spesso accompagnano questa fase della vita.

Un elemento chiave dello yoga è la sua capacità di promuovere l'autoconsapevolezza. Attraverso la pratica regolare, le donne possono diventare più consapevoli delle proprie esigenze fisiche ed emotive, imparando a riconoscere e rispettare i propri limiti. Questa maggiore consapevolezza conduce a una migliore gestione dei sintomi della menopausa, poiché le praticanti imparano a identificare i segnali del proprio corpo e a rispondere in modo appropriato.

Oltre ai benefici fisici e psicologici, lo yoga offre anche un percorso spirituale che può essere particolarmente prezioso durante la menopausa, un periodo che molte donne sentono come una fase di riflessione e valutazione della propria vita. La meditazione e le riflessioni filosofiche integrate nella pratica dello yoga incoraggiano le donne a esplorare il proprio Io interiore, favorendo un senso di pace e soddisfazione personale.

La pratica dello yoga durante la menopausa diventa quindi un viaggio trasformativo che non solo affronta i sintomi fisici ed emotivi, ma guida anche le donne a una profonda rinascita personale. Con questo spirito di trasformazione e rinnovamento, nel prossimo segmento del libro, approfondiremo le filosofie di base dello yoga e dell'Ayurveda. Esploreremo come questi antichi sistemi di salute e benessere possono essere adattati per supportare le donne durante la menopausa, fornendo non solo un sollievo dai sintomi, ma anche una guida verso una comprensione più profonda del proprio corpo e della propria vita in questo periodo di cambiamento.

Panoramica delle filosofie di base dello yoga e dell'Ayurveda e il loro ruolo nel benessere femminile

Prima di proseguire, è fondamentale comprendere le filosofie di base che sostengono lo yoga e l'Ayurveda, due pratiche strettamente intrecciate nella cultura indiana. Questa comprensione ci aiuterà a cogliere come questi antichi sistemi di benessere possano essere particolarmente efficaci nel supportare le donne durante il periodo di transizione della menopausa.

Lo yoga, più che una pratica fisica, è un percorso filosofico profondo che mira all'unione di corpo, mente e spirito. Le sue radici si estendono nella storia per migliaia di anni, con i suoi principi fondamentali codificati negli Yoga Sutra di Patanjali. Qui, lo yoga viene descritto come un metodo per calmare le fluttuazioni della mente e raggiungere uno stato di equilibrio interiore e consapevolezza ampliata. Questo stato di consapevolezza ed equilibrio è particolarmente prezioso durante la menopausa, un periodo spesso segnato da turbolenze emotive e incertezza.

Parallelamente, l'Ayurveda, che letteralmente significa "scienza della vita", è un sistema di medicina tradizionale indiana che considera la salute come un equilibrio perfetto tra corpo, mente e ambiente. Fondamentale per l'Ayurveda è il concetto di 'dosha', che rappresenta le energie biologiche che si trovano all'interno del corpo umano. Identificare il proprio dosha predominante può aiutare le donne a capire quali pratiche di yoga e quali diete saranno più benefiche per loro durante la menopausa.

L'interconnessione tra yoga e Ayurveda si manifesta nel modo in cui entrambi approcciano la salute e il benessere non solo attraverso il trattamento dei sintomi, ma cercando di raggiungere un equilibrio dinamico nell'intero essere. Per esempio, l'Ayurveda utilizza erbe, dieta e pratiche di purificazione per mantenere o ripristinare questo equilibrio, mentre lo yoga utilizza asana, pranayama e meditazione. Quando applicati insieme, questi metodi possono offrire soluzioni olistiche e personalizzate che affrontano sia le manifestazioni fisiche sia quelle psicologiche della menopausa.

In questo contesto, esaminare i principi ayurvedici insieme alle tecniche yoga aiuta a creare un programma personalizzato che risponde specificamente alle necessità individuali durante la menopausa. Per esempio, una donna con un dosha Vata dominante potrebbe sperimentare più ansia e insonnia durante la menopausa. Pratiche di yoga che favoriscono il rilassamento e la stabilizzazione, come le posizioni a terra o la meditazione guidata, possono essere particolarmente utili per lei, insieme a un'alimentazione che favorisce il calore e l'idratazione.

I benefici specifici delle pratiche yogiche per i sintomi della menopausa

Dopo aver esplorato le filosofie di base dello yoga e dell'Ayurveda, possiamo ora concentrarci più specificamente sui benefici che le pratiche yogiche offrono nel contesto della menopausa. Queste

16

tecniche, se ben integrate nella vita quotidiana, possono diventare un sostegno fondamentale per le donne che attraversano questa fase di transizione, aiutando a gestire e alleviare i sintomi fisici ed emotivi.

Le posizioni di yoga, o asana, sono esercizi che influenzano non solo la struttura fisica del corpo, ma anche i sistemi interni, inclusi gli ormoni, che giocano un ruolo cruciale durante la menopausa. Per esempio, alcune posizioni sono particolarmente efficaci nello stimolare le ghiandole endocrine, che regolano la secrezione ormonale. Posizioni come il Ponte o la Posizione del Cobra, che coinvolgono una leggera compressione o stimolazione della zona della tiroide, possono aiutare a equilibrare i livelli ormonali, offrendo sollievo da sintomi come le vampate di calore o l'irregolarità del ciclo mestruale.

Anche il pranayama, le tecniche di respirazione dello yoga, ha un ruolo significativo. Pratiche come il respiro diaframmatico profondo o il respiro alternato dalle narici possono migliorare la gestione dello stress e ridurre l'ansia, due sintomi comuni nella menopausa. Questi metodi aiutano a calmare il sistema nervoso centrale, promuovendo un senso di quiete e rilassamento profondo. Ciò è particolarmente utile per contrastare gli sbalzi d'umore e migliorare la qualità del sonno, problemi frequenti durante questo periodo.

La meditazione, un altro pilastro dello yoga, contribuisce notevolmente a migliorare la salute mentale. Durante la menopausa, molte donne possono sentirsi sopraffatte dai cambiamenti in atto, sia fisici che emotivi. La pratica regolare della meditazione può incrementare la resilienza mentale, permettendo alle donne di affrontare questi cambiamenti con maggiore equilibrio e meno reattività emotiva. La meditazione di consapevolezza, in particolare, aiuta a osservare i pensieri e le emozioni senza giudizio, promuovendo un atteggiamento di accettazione che può alleviare la tensione emotiva e l'ansia.

Integrare queste pratiche nella routine quotidiana non solo aiuta a gestire i sintomi specifici, ma migliora anche il benessere generale. Le donne che praticano yoga regolarmente riferiscono spesso un aumento della loro energia vitale, una maggiore flessibilità e forza fisica e un miglioramento complessivo della loro qualità di vita. Questo rafforza il concetto di yoga come strumento di trasformazione personale, capace di influenzare positivamente la salute fisica ed emotiva durante la menopausa.

Storie e testimonianze: come lo yoga ha aiutato altre donne

Esaminiamo ora le storie e le testimonianze di coloro che hanno trovato nello yoga un potente alleato per affrontare i cambiamenti di questo periodo. Queste esperienze personali non solo illustrano i benefici pratici dello yoga, ma aggiungono anche una dimensione umana e relazionale al percorso, evidenziando come la pratica possa essere personalizzata per adattarsi alle esigenze individuali.

Le testimonianze di donne che hanno praticato lo yoga durante la menopausa raccontano di una rinascita fisica e spirituale. Per molte, lo yoga ha offerto un rifugio dalla tempesta ormonale, portando stabilità in un periodo caratterizzato da sbalzi emotivi e incertezze. Una delle storie più significative è quella di Marta, una donna di 52 anni che ha scoperto lo yoga proprio all'inizio della sua menopausa. Marta racconta come, inizialmente scettica, abbia iniziato a notare un miglioramento nel suo sonno e una riduzione delle vampate di calore dopo solo alcune settimane di pratica regolare. La sua esperienza sottolinea come lo yoga non solo aiuti fisicamente, ma ristabilisca anche un legame più profondo e compassionevole con il proprio corpo.

Un'altra testimonianza proviene da Elisa, che ha trovato nel pranayama e nella meditazione degli strumenti essenziali per gestire l'ansia e lo stress. Prima di praticare lo yoga, Elisa si sentiva spesso sopraffatta dai cambiamenti in corso, ma ha scoperto che le tecniche di respirazione profonda la aiutavano a mantenere la calma e a centrarsi durante i momenti più intensi. Le tecniche di respirazione, combinando l'attenzione consapevole con il controllo fisico, hanno offerto a Elisa un metodo per riconnettersi con sé stessa, riducendo significativamente i suoi livelli di stress.

Queste storie personali evidenziano come lo yoga non sia solo una serie di posizioni, ma un percorso che integra il benessere fisico, emotivo e spirituale. La capacità dello yoga di essere adattato a ciascun individuo lo rende particolarmente prezioso durante la menopausa, un periodo in cui le donne possono sentirsi disconnesse dalle loro precedenti percezioni di sé e dalle loro routine quotidiane.

Riflettendo su queste storie, è chiaro che lo yoga offre più di semplici benefici fisici; esso offre un percorso per la trasformazione interiore. Mentre il corpo si adatta ai cambiamenti ormonali, la mente e lo spirito possono trovare nello yoga uno spazio per l'accettazione e la crescita. Questa pratica, quindi, non solo sostiene le donne attraverso il cambiamento fisico, ma le accompagna in un viaggio di auto-scoperta e rinascita.

Nel prossimo capitolo, approfondiremo ulteriormente i fondamenti dell'Ayurveda e come può essere integrato nella vita quotidiana delle donne in menopausa.

Capitolo 2: Fondamenti di Ayurveda per la Menopausa

L'Ayurveda, uno dei sistemi di medicina più antichi al mondo, si basa su un approccio olistico alla salute e al benessere che considera l'individuo nella sua interezza: corpo, mente e spirito.

Il fulcro dell'Ayurveda è il concetto di equilibrio tra i tre dosha, che sono configurazioni energetiche che governano le funzioni fisiologiche, psicologiche ed emotive dell'organismo. I tre dosha — Vata, Pitta e Kapha — sono composti dai cinque elementi universali: aria, spazio, fuoco, acqua e terra. Vata è associato all'aria e allo spazio e regola il movimento, Pitta al fuoco e all'acqua e governa la trasformazione, mentre Kapha all'acqua e alla terra, responsabile della coesione e della struttura.

Durante la menopausa, l'equilibrio naturale dei dosha può essere perturbato, portando a una varietà di sintomi fisici ed emotivi. Per esempio, un aumento di Vata può causare insonnia, ansia e pelle secca, mentre un eccesso di Pitta può manifestarsi in irritabilità e vampate di calore. Un approccio ayurvedico alla menopausa mira a riequilibrare questi dosha attraverso la dieta, lo stile di vita e le pratiche di purificazione, adattandoli alle esigenze individuali.

L'importanza di una dieta equilibrata è centrale in Ayurveda, che suggerisce alimenti specifici per calmare o stimolare i dosha. Ad esempio, per bilanciare un eccesso di Vata, che può essere più comune durante la menopausa, si raccomandano cibi caldi, oleosi e nutrienti. Questi possono includere zuppe riscaldate, cereali integrali e frutti che apportano dolcezza naturale e idratazione, aiutando a calmare il sistema nervoso e a stabilizzare l'umore.

L'Ayurveda considera cruciali anche le routine giornaliere, note come dinacharya, per mantenere e promuovere la salute. Queste routine includono pratiche come il risveglio all'alba, la meditazione, l'esercizio fisico leggero come lo yoga e l'applicazione di oli per il corpo per nutrire la pelle e calmare la mente. La regolarità di queste pratiche è fondamentale per stabilizzare i dosha e promuovere il benessere generale.

Integrando i principi dell'Ayurveda nella gestione della menopausa, le donne possono non solo affrontare i sintomi in modo più efficace, ma possono anche acquisire una maggiore consapevolezza del proprio corpo e delle sue esigenze in questo periodo di cambiamento. L'approccio personalizzato dell'Ayurveda consente di trattare le donne in menopausa non come un insieme di sintomi da curare, ma come individui unici il cui benessere dipende dal ritrovamento di un proprio equilibrio personale.

Nel prossimo segmento del libro, esploreremo come identificare i propri dosha e come questi influenzano i cambiamenti durante la menopausa. Questa comprensione è essenziale per personalizzare ulteriormente le pratiche di dieta e stile di vita, permettendo a ciascuna donna di affrontare il periodo della menopausa con maggiore sicurezza e benessere.

Identificazione dei dosha e come influenzano i cambiamenti durante la menopausa

Avendo introdotto i principi fondamentali dell'Ayurveda e l'importanza dell'equilibrio dei dosha, passiamo ora a esplorare come identificare e comprendere i propri dosha può influenzare positivamente la gestione della menopausa. La conoscenza dei dosha individuali è essenziale perché permette di personalizzare il trattamento ayurvedico, rendendolo più efficace nel contrastare i sintomi specifici della menopausa in ciascuna donna.

I dosha, come menzionato, sono tre energie vitali che governano tutte le funzioni fisiche, mentali ed emotive. Ogni individuo è caratterizzato da una combinazione unica di questi tre dosha: Vata, Pitta e Kapha. Comprendere quale dosha predomina nel proprio organismo aiuta a prevedere quali squilibri sono più probabili durante la menopausa e come prevenirli o trattarli.

- **Vata** (aria e spazio) è il principio del movimento e della comunicazione nel corpo. Le persone con un dosha Vata dominante tendono ad essere magre, rapide nei movimenti e nella parola e, spesso, sperimentano cambiamenti rapidi di umore. Durante la menopausa, un aumento di Vata può portare a sintomi come insonnia, secchezza della pelle e dell'intestino, ansia e difficoltà di concentrazione. Gestire Vata richiede routine regolari, alimenti nutrienti e caldi, idratazione adeguata e pratiche calmanti come meditazione e yoga dolce.

- **Pitta** (fuoco e acqua) governa la digestione e il metabolismo. Le persone con un dosha Pitta dominante sono spesso energiche, competitive e possono avere un temperamento caldo. Durante la menopausa, un eccesso di Pitta può manifestarsi come irritabilità, vampate di calore, infiammazioni e problemi digestivi. Per bilanciare Pitta, è consigliabile consumare cibi freschi e moderatamente pesanti, evitare l'eccesso di calore e incorporare attività rilassanti e raffreddanti.

- **Kapha** (terra e acqua) è il principio della coesione e della stabilità. Le persone con un Kapha dominante sono spesso solide, serene e resistenti, ma possono inclinare verso la pesantezza fisica e l'inerzia. Durante la menopausa, un aumento di Kapha può causare aumento di peso, letargia e depressione. Stimolare Kapha è importante e può essere fatto attraverso cibi leggeri, attività fisica regolare e pratiche che promuovono il rinnovamento energetico ed emotivo.

Identificare il proprio dosha dominante è un primo passo cruciale, che può essere fatto attraverso la consultazione con un praticante ayurvedico qualificato o mediante questionari dettagliati che esaminano le caratteristiche fisiche, emotive e comportamentali. Una volta stabilito il proprio profilo dosha, si possono adottare strategie specifiche per bilanciare questi dosha, adattando la dieta e lo stile di vita in modo appropriato.

Il passo successivo, che esploreremo nella prossima sezione, è imparare a equilibrare i dosha attraverso la dieta. Comprendere quali alimenti sono benefici o dannosi per il proprio dosha può trasformare radicalmente il modo in cui una donna vive la menopausa, passando da una fase di disagio e incertezza a un periodo di rinnovato equilibrio e vitalità. Inoltre, l'adozione di una dieta appropriata al proprio dosha non solo aiuta a gestire i sintomi della menopausa, ma promuove anche una salute ottimale a lungo termine.

Consigli pratici per equilibrare i dosha attraverso la dieta

Dopo aver identificato il proprio dosha dominante, è essenziale comprendere come la dieta possa essere strutturata per bilanciare questi dosha e mitigare i sintomi della menopausa. L'Ayurveda insegna che ogni cibo ha certe qualità che possono aumentare o diminuire i dosha e, di conseguenza, influenzare il nostro benessere fisico ed emotivo. Un approccio alimentare personalizzato basato sul proprio dosha può quindi fornire un sostegno significativo durante la menopausa, aiutando a mantenere il corpo e la mente in equilibrio.

Per le donne con un dosha Vata dominante, che possono sperimentare maggiore secchezza, ansia e instabilità durante la menopausa, è importante includere cibi che siano caldi, umidi, oleosi e nutrienti.

Questi alimenti possono aiutare a contrapporre la natura fredda e secca di Vata. Alimenti come il riso basmati caldo, la crema di grano, le zuppe e gli stufati sono ideali. Anche le spezie che riscaldano come lo zenzero, il cumino e la cannella possono essere benefiche. È consigliabile evitare cibi freddi e crudi come insalate e frutta cruda, che possono aumentare l'instabilità di Vata.

Per coloro con un dosha Pitta dominante, che può manifestarsi in eccessivo calore corporeo, irritabilità e problemi di sonno durante la menopausa, è importante favorire alimenti che sono freschi, dolci e rinfrescanti. Cibi come frutta dolce (mele, pere, uva), verdure a foglia verde e latticini freschi possono aiutare a bilanciare il calore di Pitta. È bene incorporare erbe e spezie fresche e rinfrescanti come la menta e il corlandolo. Alimenti piccanti, acidi e salati, al contrario, dovrebbero essere limitati poiché tendono ad aggravare Pitta.

Infine, per le donne con un dosha Kapha dominante, che possono tendere a sentirsi più pesanti e lente durante la menopausa, è utile una dieta che stimola ed energizza. Alimenti che sono leggeri, caldi e asciutti sono i più indicati. Verdure come cavolfiori, broccoli e spinaci sono eccellenti, così come legumi e cereali come lenticchie e quinoa. Le spezie come il pepe nero, lo zenzero e il curry possono aiutare a stimolare il metabolismo, importante per controbilanciare la pesantezza di Kapha. È raccomandato evitare cibi troppo dolci, grassi o pesanti che possono aumentare la letargia di Kapha.

Adattare la dieta in base al proprio dosha non solo aiuta a gestire i sintomi fisici della menopausa, ma ha anche effetti benefici sulla stabilità emotiva e mentale. Un'alimentazione che rispetta l'equilibrio naturale del corpo contribuisce a una maggiore energia, un sonno migliore e una migliore digestione, tutti fattori che possono migliorare significativamente la qualità della vita durante la menopausa.

Esempi di routine giornaliere ayurvediche per migliorare il benessere

Dopo aver esaminato come personalizzare la dieta in base al proprio dosha per gestire i sintomi della menopausa, è fondamentale considerare l'importanza delle routine giornaliere ayurvediche, note come dinacharya. Queste pratiche stabiliscono un ritmo quotidiano che non solo migliora la salute fisica, ma rafforza anche la stabilità mentale ed emotiva, elementi cruciali durante la menopausa.

La dinacharya include una serie di rituali che iniziano dal momento del risveglio e si susseguono fino all'ora di andare a letto, promuovendo una giornata equilibrata e armoniosa. Queste routine sono particolarmente importanti durante la menopausa, una fase in cui il corpo e la mente possono essere particolarmente vulnerabili agli squilibri.

Il risveglio e la pulizia mattutina: L'Ayurveda consiglia di svegliarsi poco prima dell'alba, un momento noto come Brahma Muhurta, che è considerato ideale per stabilire una connessione profonda con la pace interiore. Questo è seguito da pratiche di pulizia che includono il lavaggio dei denti, lo scraping della lingua per rimuovere le tossine accumulate durante la notte e l'applicazione di olio nel naso (Nasya) per purificare le vie respiratorie.

Esercizio fisico e Yoga: Una routine di esercizi leggeri, adatta al proprio tipo di corpo e livello di energia, è essenziale. Lo yoga, in particolare, è benefico per mantenere la flessibilità, rafforzare il corpo e stabilizzare i dosha. Asana, pranayama e meditazione possono essere integrati per rivitalizzare il corpo e calmare la mente, preparandosi così al resto della giornata con rinnovata energia.

Alimentazione appropriata: Consumare pasti a orari regolari è cruciale per mantenere il metabolismo stabile e supportare la digestione ottimale, aspetti che possono essere problematici durante la menopausa. La colazione dovrebbe essere nutriente, ma non troppo pesante, il pranzo il pasto principale quando il fuoco digestivo (Agni) è al suo apice, e la cena leggera e precoce per assicurare che la digestione sia completa prima di andare a letto.

Rilassamento serale e preparazione al sonno: La sera dovrebbe essere un momento di calma, con attività che favoriscono il rilassamento come leggere, ascoltare musica dolce o praticare tecniche di rilassamento. Evitare stimoli elettronici come televisione e smartphone almeno un'ora prima di dormire aiuta a migliorare la qualità del sonno, che spesso è disturbato durante la menopausa.

Integrare queste pratiche nella vita quotidiana non solo aiuta a gestire i sintomi fisici della menopausa, ma offre anche un potente strumento di autogestione che promuove la salute generale e il benessere. Oltre a stabilizzare il corpo, la dinacharya aiuta a creare uno spazio mentale più pacifico e centrato, fondamentale per affrontare con successo i cambiamenti emotivi spesso intensi di questo periodo.

Preparazione di ricette ayurvediche semplici e nutrienti

La cucina ayurvedica pone grande enfasi sulla qualità degli ingredienti e sulla loro combinazione per massimizzare i benefici per la salute e l'equilibrio dei dosha. Gli alimenti vengono scelti per le loro proprietà energetiche e per il modo in cui possono armonizzare Vata, Pitta e Kapha. La preparazione dei pasti diventa così un atto di cura, dove ogni ingrediente è selezionato per il suo potenziale di guarigione e per la sua capacità di fornire comfort e stabilità durante i cambiamenti della menopausa.

Ricette per Vata

Per coloro che necessitano di bilanciare Vata, che può essere aggravato durante la menopausa portando a secchezza, ansia e insonnia, i piatti caldi, densi e oleosi sono ideali. Una zuppa nutriente di lenticchie rosse con dolci patate, arricchita con zenzero e cumino, può calmare Vata. Questi ingredienti non solo riscaldano il corpo, ma aiutano anche a stabilizzare l'umore e migliorare la digestione.

Ricette per Pitta

Per bilanciare Pitta, che può manifestarsi con irritabilità e calore eccessivo, si raccomandano piatti rinfrescanti e moderatamente leggeri. Un'insalata di cetrioli e pomodori con un condimento di yogurt fresco e menta non solo apporta un senso di freschezza, ma aiuta anche a placare il calore interno. Questo tipo di pasto può ridurre le vampate di calore e promuovere un benessere emotivo.

Ricette per Kapha

Per quelli con una predominanza di Kapha, che durante la menopausa può portare a letargia e aumento di peso, piatti stimolanti e leggeri sono essenziali. Un curry di ceci speziato con curcuma e pepe nero, servito su un letto di spinaci saltati, può attivare il metabolismo e rivitalizzare l'energia del corpo.

Queste ricette non solo soddisfano il palato, ma sono anche pensate per integrarsi perfettamente nelle routine quotidiane, promuovendo la salute e l'equilibrio durante la menopausa. Il processo di preparazione di questi pasti può anche essere meditativo e terapeutico, offrendo un momento di riflessione e connessione con il cibo come fonte di nutrimento.

L'importanza di questi pasti va oltre la semplice nutrizione; essi rappresentano un elemento chiave nell'adozione di uno stile di vita ayurvedico che supporta la salute olistica. Nei capitoli successivi, approfondiremo ulteriormente come questi principi alimentari si collegano con altre pratiche di benessere e come l'interazione tra dieta, esercizio fisico e meditazione possa essere utilizzata per costruire una vita di armonia e benessere durante la menopausa, sottolineando che ogni aspetto della cura di sé è interconnesso e vitale per il mantenimento dell'equilibrio interiore e della serenità.

Capitolo 3: Asana di Yoga Specifici per la Menopausa

Selezione di asana che beneficiano il sistema endocrino

Gli asana selezionati hanno lo scopo di stimolare, equilibrare e supportare le ghiandole endocrine, offrendo un modo naturale e olistico per gestire i sintomi associati alla menopausa.

Una delle principali ghiandole coinvolte nella produzione ormonale è la tiroide, situata nel collo, che regola il metabolismo attraverso la secrezione di ormoni tiroidei. Posizioni che implicano una leggera compressione o estensione del collo, come Sarvangasana (la posizione della candela) o Halasana (la posizione dell'aratro), possono stimolare la tiroide. Questi asana aiutano a migliorare la circolazione sanguigna verso le ghiandole del collo, potenziando così la loro funzionalità e contribuendo all'equilibrio ormonale.

Un'altra ghiandola chiave è la ghiandola pituitaria, spesso considerata la "ghiandola maestra" perché controlla diverse altre ghiandole endocrine. Pratiche che promuovono la concentrazione e l'attivazione del "terzo occhio", l'area tra le sopracciglia dove questa ghiandola è situata, possono essere particolarmente utili. Balasana (posizione del bambino) e Yoga Mudra (il gesto dello yoga) sono esempi di posizioni che favoriscono una leggera pressione e stimolazione in questa area, aiutando a regolare la produzione ormonale.

Le ovaie sono un altro focus importante durante la menopausa. Asana che includono movimenti pelvici o posizioni che stimolano l'area addominale inferiore possono supportare la funzionalità ovarica. Posizioni come Bhujangasana (la posizione del cobra) e Setu Bandhasana (il ponte) sono particolarmente benefiche per questa area, migliorando la circolazione e la flessibilità nel bacino.

È importante notare che, mentre questi asana possono essere potenti per il supporto endocrino, devono essere eseguite con una consapevolezza del proprio corpo e dei propri limiti, specialmente durante la menopausa, quando il corpo può essere più sensibile. L'incorporazione graduale di queste posizioni, preferibilmente sotto la guida di un istruttore esperto, garantirà che siano eseguite in modo sicuro ed efficace.

Integrare questi asana nel proprio regime di yoga può non solo aiutare a mitigare i sintomi fisici della menopausa come le vampate di calore, ma può anche offrire benefici emotivi e mentali. La pratica regolare aiuta a rafforzare la connessione mente-corpo, aumentando la consapevolezza di sé e promuovendo un senso di calma interiore.

Di seguito approfondiremo come eseguire passo-passo questi asana, garantendo che ciascun movimento sia effettuato con attenzione e precisione, per massimizzare i benefici e minimizzare il rischio di infortuni.

Esecuzione di Sarvangasana (Posizione della Candela)

Sarvangasana è una posizione invertita che stimola la tiroide e migliora la circolazione del sangue verso il collo, offrendo benefici per il bilanciamento ormonale. Per eseguire Sarvangasana:

1. *Preparazione:* Inizia sdraiata sulla schiena con le braccia lungo i fianchi, i palmi rivolti verso il basso.
2. *Sollevamento:* Con un'espirazione, solleva lentamente le gambe verso il cielo. Supporta la schiena con le mani, tenendo i gomiti vicini al corpo.
3. *Allineamento:* Assicurati che il tuo corpo sia dritto dall'addome ai piedi. Il mento dovrebbe essere teso contro il petto, creando una leggera pressione sulla gola che stimola la tiroide.
4. *Mantenimento:* Resta in questa posizione per alcuni minuti, respirando profondamente e mantenendo il corpo il più stabile possibile.
5. *Rilassamento:* Per uscire dalla posizione, abbassa lentamente le gambe e rilascia la schiena a terra, evitando movimenti bruschi.

Esecuzione di Setu Bandhasana (Posizione del Ponte)

Setu Bandhasana è efficace per stimolare la regione pelvica e migliorare la circolazione in quest'area, supportando la funzionalità ovarica.

1. *Preparazione:* Sdraiati sulla schiena, piega le ginocchia e posiziona i piedi a terra, vicino ai glutei.

2. *Sollevamento:* Premendo i talloni a terra, solleva delicatamente i fianchi verso il soffitto, mantenendo le spalle e i piedi ben ancorati al pavimento.

3. *Allineamento:* Intreccia le mani sotto il corpo sollevato o posiziona le mani sui fianchi per supportare l'elevazione. Cerca di mantenere le ginocchia allineate con le caviglie e non lasciare che si allarghino troppo.

4. *Mantenimento:* Mantieni la posizione per 30-60 secondi, respirando in modo uniforme.

5. *Rilassamento:* Per rilasciare la posizione, srotola lentamente la colonna vertebrale a terra, partendo dalla parte superiore fino a tornare in posizione sdraiata.

Eseguire questi asana con attenzione ai dettagli non solo garantisce sicurezza nella pratica, ma massimizza anche i benefici fisici e ormonali. È importante prestare attenzione a qualsiasi segnale del corpo e modificare la pratica in base alle proprie esigenze e capacità, specialmente durante la menopausa.

Nel prossimo segmento, discuteremo l'importanza dell'allineamento e della respirazione corretti durante l'esecuzione degli asana. Questi elementi sono cruciali per ottenere il massimo beneficio dalle posizioni e per garantire che la pratica dello yoga rimanga sicura ed efficace, sostenendo la salute e il benessere durante la menopausa.

L'importanza dell'allineamento e della respirazione corretti negli asana

Un allineamento corretto nello yoga non è solo una questione di forma estetica; è fondamentale per la sicurezza fisica e l'efficacia degli asana. Un buon allineamento aiuta a distribuire il carico in modo equo attraverso il corpo, evitando stress eccessivi su articolazioni, muscoli e tessuti. Durante la menopausa, quando il corpo può essere più vulnerabile a causa di cambiamenti ormonali e di densità ossea, mantenere un allineamento corretto è ancora più vitale.

Per esempio, in Sarvangasana, mantenere le gambe e la colonna vertebrale dritte e allineate previene la pressione eccessiva sul collo o sulla colonna vertebrale.

L'allineamento corretto in questa posizione include anche posizionare le mani in modo da supportare la parte bassa della schiena, permettendo una distribuzione uniforme del peso tra spalle e braccia.

Il pranayama, d'altro canto, gioca un ruolo chiave nello yoga, non solo come tecnica di rilassamento, ma anche come metodo per migliorare l'efficacia degli asana. Respirare correttamente durante l'esecuzione delle posizioni aumenta l'ossigenazione del sangue, supporta il rilassamento muscolare e aumenta il flusso energetico nel corpo. Durante la menopausa, una fase spesso accompagnata da ansia e stress, una respirazione profonda e controllata può offrire un significativo sollievo emotivo e contribuire a stabilizzare l'umore.

Nella pratica degli asana, la coordinazione del respiro con il movimento aiuta a mantenere la concentrazione e a eseguire ogni movimento con intenzione e consapevolezza. Ad esempio, in Setu Bandhasana, inspirare mentre si sollevano i fianchi ed espirare mentre si abbassano può aumentare la profondità della posizione e migliorare la stabilizzazione del nucleo corporeo.

Incorporare questi principi nella pratica quotidiana dello yoga non solo migliora la qualità delle sessioni, ma trasforma l'esperienza dello yoga in un rituale di cura personale che sostiene la salute fisica e mentale durante la menopausa. L'attenzione all'allineamento e la respirazione consapevole diventano strumenti per aumentare la presenza mentale e la connessione corpomente, elementi essenziali per gestire il cambiamento.

Integrare gli asana nella routine quotidiana

Per le donne in menopausa, stabilire una routine quotidiana di yoga può aiutare a gestire i sintomi, migliorare l'energia e il benessere mentale e fornire un senso di stabilità in un periodo di transizione. La chiave per una pratica efficace è la coerenza, ma anche la flessibilità per adattarsi alle esigenze giornaliere del corpo.

- **Scegliere il Momento Giusto:** Idealmente, lo yoga dovrebbe essere praticato la mattina per stimolare l'energia e la concentrazione per il giorno a venire. Tuttavia, se la mattina non è praticabile, trovare un momento della giornata in cui si può essere regolari è preferibile. La serata può essere un altro momento efficace, specialmente per pratiche più rilassanti che possono aiutare a migliorare la qualità del sonno.

- **Sequenze Personalizzate:** La routine dovrebbe includere una combinazione di asana che si concentrano sui bisogni specifici associati alla menopausa, come quelle per la tiroide, la circolazione e il rilassamento. Iniziare con asana più energizzanti e concludere con quelli che promuovono il rilassamento può creare un equilibrio nella sessione.

- **Durata della Pratica:** La durata della pratica può variare, ma anche solo 20-30 minuti al giorno possono essere benefici. L'importante è mantenere la pratica gestibile e piacevole, evitando di sentirsi sopraffatti o stressati dal dover trovare tempo per praticare.

- **Inclusione di Pranayama e Meditazione:** Integrare tecniche di respirazione e meditazione alla fine della pratica di asana può migliorare notevolmente i benefici dello yoga, aiutando a gestire lo stress e l'ansia, che sono comuni durante la menopausa.

Esempio di Routine Quotidiana

Una routine efficace potrebbe iniziare con alcuni minuti di riscaldamento leggero, seguiti da una serie di asana che stimolano la circolazione e la funzionalità endocrina, come Sarvangasana o Setu Bandhasana. Dopo gli asana più attivi, passare a pose più calme e meditative come Balasana o una semplice seduta di meditazione può aiutare a centrare la mente e calmare il corpo.

Incorporare questa routine regolarmente non solo fornisce benefici fisici, ma offre anche un momento di connessione personale e riflessione, che è vitale durante un periodo di cambiamento come la menopausa. Questa pratica quotidiana diventa uno spazio sicuro per ascoltare e rispondere alle esigenze del proprio corpo e spirito in modo olistico.

Precauzioni e modifiche degli asana per diverse esigenze fisiche

Integrare una pratica di yoga quotidiana è un modo eccellente per supportare il benessere durante la menopausa, ma è fondamentale considerare che ogni donna è unica e che le condizioni fisiche possono variare notevolmente. Pertanto, adattare gli asana per soddisfare diverse esigenze fisiche è cruciale per garantire che la pratica sia non solo efficace, ma anche sicura. Questa personalizzazione aiuta a prevenire infortuni e rende lo yoga accessibile e piacevole per tutte, indipendentemente dall'esperienza o dalle condizioni di salute.

Comprensione delle Necessità Individuali

Prima di modificare gli asana, è importante comprendere le necessità individuali. Fattori come la flessibilità, la forza, eventuali condizioni mediche preesistenti (come l'osteoporosi, che è comune durante la menopausa), o le limitazioni specifiche dovrebbero guidare le modifiche. Ad esempio, se una donna soffre di dolore al collo o alla schiena, posizioni che mettono pressione su queste aree dovrebbero essere modificate o evitate.

Modi per Modificare gli Asana

Uso di Supporti: Strumenti come cuscini, blocchi di yoga, cinghie e coperte possono essere utilizzati per fornire supporto supplementare, ridurre lo sforzo e aiutare nell'allineamento. Ad esempio, in Sarvangasana, un cuscino può essere posto sotto la schiena per ridurre la pressione sul collo, o un blocco può essere utilizzato sotto i piedi in Setu Bandhasana per coloro che non riescono a sollevare i fianchi completamente.

Ridurre l'Ampiezza dei Movimenti: Limitare l'ampiezza dei movimenti può aiutare coloro che hanno meno flessibilità o forza. Per esempio, in asana come Balasana, anziché estendere completamente le braccia in avanti, si possono posizionare le mani più vicino al corpo per ridurre la tensione sulla schiena.

Incrementare la Durata: Mantenere le posizioni per un periodo più breve può essere benefico per principianti o per chi ha problemi di equilibrio e stabilità. Gradualmente, con la pratica regolare, la durata delle posizioni può essere aumentata.

Semplificare le Posizioni: Per gli asana più complessi, esistono sempre versioni semplificate che mantengono i benefici principali, ma sono meno impegnative. Ad esempio, una versione modificata di Sarvangasana può essere eseguita con le gambe appoggiate contro il muro invece di sollevarle completamente.

Ascoltare il Proprio Corpo

La chiave per una pratica di yoga adattata è ascoltare il proprio corpo. Le modifiche dovrebbero aiutare a evitare il dolore e aumentare il comfort, permettendo alla donna di concentrarsi sulla respirazione e sull'allineamento piuttosto che lottare con una posizione. Ogni sessione di yoga dovrebbe lasciare un senso di energizzazione e non di esaurimento o dolore.

Le modifiche discusse qui non solo rendono lo yoga più accessibile, ma enfatizzano anche l'importanza di un approccio personalizzato al benessere durante la menopausa. Nei capitoli successivi, esploreremo ulteriori aspetti della salute e del benessere durante la menopausa, utilizzando la stessa filosofia di personalizzazione e adattamento per trattare temi come la nutrizione, la gestione dello stress e il sostegno emotivo. Questo approccio garantisce che ogni donna possa trovare strategie e pratiche che rispondano alle sue esigenze specifiche, promuovendo un benessere olistico durante questa fase significativa della vita.

Capitolo 4: Tecniche di Respirazione per il Benessere Emotivo

Il pranayama è una delle cinque osservanze dello yoga che direttamente stabilizza il prana, o forza vitale, che scorre nel corpo. Le tecniche di pranayama variano da esercizi di respirazione energizzanti a pratiche calmanti, tutte con lo scopo di migliorare il controllo della mente e del corpo attraverso la respirazione regolata.

Durante la menopausa, il sistema endocrino, che regola gli ormoni, subisce significative fluttuazioni che possono influenzare l'umore e la stabilità emotiva. Il pranayama può aiutare a equilibrare queste variazioni regolando il sistema nervoso, riducendo così l'ansia e promuovendo una maggiore serenità.

Benefici del Pranayama nella Menopausa

- *Riduzione dello Stress:* Tecniche come l'Ujjayi Pranayama (respiro vittorioso) e il Nadi Shodhana (respiro alternato tra le narici) sono particolarmente efficaci nel calmare la mente e ridurre lo stress. Questi metodi aumentano l'ossigenazione e promuovono il rilassamento profondo, contribuendo a mitigare l'impatto dello stress sulla salute fisica e mentale.

- *Equilibrio Emotivo:* Pratiche come il Bhramari Pranayama (respiro del calabrone) possono essere utilizzate per stabilizzare le emozioni. Questo tipo di respiro produce vibrazioni che sono state dimostrate utili nell'alleviare la tensione e migliorare l'umore.

- *Miglioramento del Sonno:* Tecniche come il Pranayama diaframmatico o l'esercizio del respiro profondo possono migliorare la qualità del sonno. Regolare il respiro in un ritmo lento e profondo aiuta a preparare il corpo al sonno, facendo da antidoto agli effetti dell'insonnia spesso associata alla menopausa.

Implementazione del Pranayama nella Routine Quotidiana

Incorporare il pranayama nella routine quotidiana non richiede molto tempo e può essere eseguito quasi ovunque. Un breve ciclo di pranayama al mattino può energizzare e preparare per la giornata, mentre una sessione serale può aiutare a distendere la mente e il corpo prima di coricarsi.

- *Sessioni Mattutine:* Iniziare la giornata con 5-10 minuti di Nadi Shodhana può aiutare a equilibrare i due emisferi del cervello, promuovendo la chiarezza mentale e la calma emotiva.

- *Sessioni Serali:* Prima di dormire, praticare 5-10 minuti di respirazione diaframmatica può facilitare la transizione verso un sonno profondo, essenziale per la riparazione e la rigenerazione del corpo.

Pranayama specifici che aiutano a gestire lo stress e gli sbalzi d'umore

Anulom Vilom (Respirazione Alternata tra le Narici):
Questa tecnica di pranayama è nota per il suo potere di equilibrare il sistema nervoso e ridurre lo stress. Anulom Vilom è particolarmente efficace nel calmare la mente, migliorare la concentrazione e bilanciare i due emisferi del cervello. La pratica regolare di questa tecnica può portare a una maggiore stabilità emotiva e ridurre gli sbalzi d'umore.

Come praticare:

- Siediti in una posizione comoda con la schiena dritta.
- Chiudi la narice destra con il pollice destro e inspira profondamente dalla narice sinistra.
- Chiudi la narice sinistra con le dita e rilascia il pollice dalla narice destra, espirando completamente.
- Inspirare dalla narice destra, chiudere ed espirare dalla sinistra.
- Continua ad alternare tra le narici per diverse respirazioni.

Bhramari Pranayama (Respirazione del Calabrone):
Questo pranayama è efficace per ridurre il rilascio di adrenalina ed è noto per aiutare ad alleviare la frustrazione e l'irritabilità. Il suono vibrante prodotto durante la pratica ha un effetto calmante sul cervello e può essere un ottimo modo per gestire l'ansia.

Come praticare:

- Siediti comodamente con gli occhi chiusi e le spalle rilassate.
- Poni le dita sulle cartilagini delle orecchie per chiuderle.
- Prendi un respiro profondo e, mentre espiri, emetti un suono sommesso simile a quello di un calabrone.
- Ripeti il suono per 5-6 respiri.

Ujjayi Pranayama (Respiro Vittorioso): Ujjayi è un ottimo pranayama per calmare la mente e rilassare il corpo. Aiuta a riscaldare il corpo, rilascia tensione e stress ed è particolarmente utile per stabilizzare l'umore.

Come praticare:

- Siediti in una posizione comoda o stai in piedi con la schiena dritta.
- Inizia a respirare profondamente attraverso il naso.
- Stringi leggermente la gola per creare una leggera resistenza al passaggio dell'aria.
- Concentrati sul suono del respiro che dovrebbe somigliare al rumore delle onde del mare.
- Continua a respirare profondamente, mantenendo l'attenzione sul suono.

Integrare queste pratiche di pranayama nella routine quotidiana può essere fatto in momenti specifici quando il bisogno di calma e concentrazione è maggiore, come al mattino per iniziare la giornata con energia bilanciata o la sera per distendere la mente prima di dormire.

Nel prossimo segmento, esploreremo come integrare queste tecniche di pranayama nella vita quotidiana, offrendo suggerimenti pratici per mantenerle come parte regolare della routine per massimizzare i loro benefici durante la menopausa.

Integrazione del Pranayama nella vita quotidiana

Stabilire un Orario Fisso: Uno dei modi migliori per garantire la coerenza nella pratica del pranayama è stabilire un orario fisso per eseguirlo ogni giorno. Molte persone trovano utile praticare la respirazione profonda al mattino, per preparare il corpo e la mente alle sfide della giornata, oppure alla sera, per calmare il sistema nervoso prima di dormire. La chiave è scegliere un momento in cui non si è distratti o sovraccarichi di impegni, permettendo una pratica tranquilla e focalizzata.

Creare un Ambiente Positivo: Praticare pranayama in un ambiente calmo e confortevole può migliorare significativamente l'efficacia della pratica. Questo può significare ritagliarsi uno spazio nella propria abitazione dove ci si può sedere o sdraiare comodamente senza interruzioni. L'uso di elementi come candele, incensi o musica rilassante può aiutare anche a creare un'atmosfera che supporta la calma e la concentrazione.

Combinare con Altre Pratiche di Benessere: Il pranayama può essere efficacemente combinato con altre pratiche di benessere come la meditazione o lo yoga asana. Iniziare con alcuni minuti di pranayama prima di una sessione di meditazione può aiutare a centrare la mente e approfondire lo stato meditativo. Allo stesso modo, concludere una sessione di yoga asana con pranayama può aiutare a stabilizzare l'energia e integrare i benefici fisici della pratica.

Regolarità e Progressione Graduale: Iniziare con sessioni brevi, soprattutto se si è nuovi al pranayama, è importante per costruire gradualmente la capacità di respirazione. Con il tempo, man mano che la pratica diventa più confortevole, è possibile aumentare la durata delle sessioni o sperimentare tecniche più avanzate, sempre ascoltando le risposte del proprio corpo.

Documentare i Progressi e le Sensazioni: Tenere un diario delle proprie pratiche e sensazioni può essere un modo utile per monitorare i progressi, riflettere sull'efficacia di specifiche tecniche di pranayama e fare aggiustamenti personalizzati. Questo aiuta non solo a mantenere la motivazione, ma anche a comprendere meglio come diverse tecniche influenzano il benessere personale.

Benefici a lungo termine del Pranayama regolare

Miglioramento della Capacità Respiratoria: La pratica regolare del pranayama aumenta la capacità e l'efficienza dei polmoni. Tecniche come il respiro profondo espandono la cavità toracica e aumentano l'assorbimento di ossigeno, migliorando la circolazione sanguigna e la vitalità di tutti gli organi vitali.

Riduzione dello Stress Cronico: L'impiego costante del pranayama può ridurre significativamente i livelli di stress. La respirazione controllata agisce sul sistema nervoso parasimpatico, promuovendo il rilassamento e aiutando a mitigare gli effetti fisici dello stress, come l'alta pressione sanguigna e l'ansia cronica.

Stabilizzazione Emotiva: La respirazione è profondamente connessa con lo stato emotivo. Pratiche di pranayama come Anulom Vilom e Bhramari possono aiutare a stabilizzare l'umore, riducendo la frequenza degli sbalzi d'umore e aumentando la sensazione generale di benessere emotivo.

Miglioramento della Concentrazione e della Memoria: Il pranayama aumenta l'afflusso di sangue al cervello, che può migliorare le funzioni cognitive come la concentrazione e la memoria. Questo è particolarmente utile durante la menopausa, quando molte donne possono sperimentare la "nebbia mentale".

Migliore Qualità del Sonno: Tecniche di respirazione calmante possono facilitare un sonno più profondo e riposante. Pratiche come il respiro diaframmatico profondo o il Sama Vritti (respiro quadrato) aiutano a calmare la mente prima di coricarsi, migliorando la durata e la qualità del sonno.

Per sfruttare appieno questi benefici a lungo termine, è essenziale rendere il pranayama una parte sostenibile della routine quotidiana. Ecco alcune strategie per mantenere la coerenza nella pratica:

Imposta promemoria quotidiani: Utilizza promemoria sul telefono o annotazioni su un calendario per dedicare tempo al pranayama ogni giorno, aiutando a sviluppare e mantenere l'abitudine.

Partecipa a sessioni di gruppo: Unirsi a un gruppo di pratica può offrire supporto e motivazione. Molte comunità yoga offrono classi focalizzate sul pranayama.

Abbinamento con altre pratiche di benessere: Collega il pranayama ad altre pratiche di benessere che già segui, come lo yoga o la meditazione, per rafforzare l'abitudine.

Valuta i benefici: Tieni traccia dei cambiamenti nel tuo benessere emotivo e fisico che attribuisci alla pratica regolare del pranayama. Riconoscere i benefici tangibili può rafforzare l'impegno a lungo termine.

Pranayama per il Miglioramento del Sonno

Durante la menopausa, molte donne sperimentano disturbi del sonno, che possono aggravare altri sintomi come irritabilità, stanchezza diurna e difficoltà di concentrazione. Il pranayama può essere un alleato prezioso nel migliorare la qualità e la durata del sonno grazie alla sua capacità di calmare la mente e preparare il corpo al riposo notturno.

Tecniche Specifiche per la Sera: Pratiche come il Bhramari Pranayama e il Sama Vritti Pranayama (respiro quadrato) sono particolarmente efficaci prima di andare a letto. Questi esercizi riducono lo stress e l'iperattività mentale, facilitando il passaggio a uno stato di rilassamento profondo.

Routine Serale: Integrare il pranayama in una routine serale può aiutare a stabilire un rituale di decompressione che segnala al corpo che è il momento di rallentare e prepararsi al sonno. Una sequenza può includere alcuni minuti di meditazione seguiti da pranayama, creando un effetto sinergico che potenzia la disconnessione dalle tensioni della giornata.

Ambiente Propedeutico al Relax: Praticare il pranayama in un ambiente tranquillo e confortevole, possibilmente con luci soffuse e suoni rilassanti, può aumentare ulteriormente i suoi benefici sul sonno. Questo prepara sia la mente sia il corpo per una notte di riposo riparatore.

Oltre a migliorare il sonno, il pranayama può essere utilizzato per gestire e bilanciare i livelli di energia durante il giorno. Durante la menopausa, le fluttuazioni ormonali possono causare picchi e cali di energia che possono essere difficili da gestire.

Energizzazione Mattutina: Tecniche come il Kapalabhati Pranayama (respiro del cranio luminoso) possono essere praticate al mattino per un effetto energizzante. Questo tipo di respirazione aumenta l'ossigenazione e stimola il flusso di energia, offrendo un inizio dinamico della giornata.

Rinvigorimento Pomeridiano: Durante il pomeriggio, quando l'energia tende a calare, pratiche come Anulom Vilom possono aiutare a riequilibrare e rinfrescare la mente, evitando il classico calo di metà giornata.

Nei capitoli successivi, esploreremo altre strategie di benessere che possono essere combinate con il pranayama, come la dieta ayurvedica, l'esercizio fisico regolare e le tecniche di mindfulness, per supportare complessivamente la salute durante la menopausa.

Questo approccio integrato aiuta a creare un benessere duraturo e una qualità di vita migliorata, affrontando i sintomi della menopausa in modo comprensivo e supportivo.

Capitolo 5: Meditazione e Mindfulness nella Menopausa

Avvicinandoci al concetto di meditazione e mindfulness, è fondamentale comprendere come queste pratiche possono essere profondamente trasformative, soprattutto durante la menopausa. La meditazione non è solo un atto di quiete mentale, ma un potente strumento di auto-scoperta e gestione emotiva. Iniziando con una panoramica delle basi della meditazione e della mindfulness, possiamo esplorare come integrare queste tecniche nella vita quotidiana per affrontare le sfide della menopausa con maggiore serenità e consapevolezza.

Concetti di Base della Meditazione e della Mindfulness

La meditazione implica pratiche di concentrazione e consapevolezza che aiutano a calmare la mente e a ridurre lo stress. L'obiettivo è raggiungere uno stato di tranquillità interiore, dove i pensieri e le emozioni possono essere osservati senza giudizio. La mindfulness, una forma di meditazione, si concentra sull'essere pienamente presenti e consapevoli delle sensazioni fisiche, dei pensieri e dell'ambiente, senza reazione eccessiva o sovraccarico emotivo.

Durante la menopausa, le fluttuazioni ormonali possono provocare cambiamenti emotivi e fisici significativi. La meditazione e la mindfulness offrono strumenti per gestire questi cambiamenti aumentando la resilienza emotiva, migliorando la regolazione dello stress e promuovendo una migliore qualità del sonno. Queste pratiche possono anche migliorare la concentrazione e alleviare sintomi come l'ansia e la depressione.

Esistono diverse tecniche di meditazione che possono essere particolarmente utili per le donne in menopausa. La meditazione guidata, per esempio, utilizza narrazioni o istruzioni verbali per guidare il pensiero e aiutare a visualizzare immagini calmanti o situazioni rilassanti. Altre tecniche come la meditazione su un mantra o la meditazione camminata possono aiutare a centrare la mente e a distogliere l'attenzione dai sintomi fisici o dagli sbalzi d'umore.

Tecniche meditative per aumentare la consapevolezza e ridurre l'ansia

Meditazione Mindfulness: Questa tecnica è fondamentale per sviluppare una presenza mentale acuta e una consapevolezza del momento presente. Praticando la mindfulness, le donne in menopausa possono imparare a osservare i loro pensieri, emozioni e sensazioni fisiche senza giudizio, il che è cruciale per gestire l'ansia e l'instabilità emotiva tipiche di questo periodo.

Guida alla Pratica:

- Trova un luogo tranquillo e assumi una posizione comoda, seduta o sdraiata.
- Chiudi gli occhi e focalizza l'attenzione sul tuo respiro, osservando come l'aria entra ed esce dal tuo corpo.
- Quando la tua attenzione si disperde verso i pensieri, dolcemente riconducila al respiro.
- Dedica almeno 10 minuti al giorno a questa pratica, aumentando gradualmente la durata man mano che diventa più familiare.

Meditazione sui Mantra: Utilizzare mantra durante la meditazione può aiutare a centrare la mente e a distoglierla da pensieri stressanti o ansiosi. Un mantra può essere un suono, una parola o una frase che sia significativa o rilassante.

Guida alla Pratica:

- Siediti comodamente con la schiena dritta e gli occhi chiusi.
- Scegli un mantra e ripetilo mentalmente o a voce bassa, concentrandoti pienamente sulle vibrazioni sonore o sul significato delle parole.
- Continua per diversi minuti, permettendo al mantra di portarti in uno stato di maggiore calma e concentrazione.

Meditazione di Visualizzazione: Questa tecnica coinvolge l'immaginazione per visualizzare immagini calmanti o rassicuranti, che possono avere un effetto potente nel mitigare l'ansia.

Guida alla Pratica:

- Rilassati in un luogo tranquillo, chiudi gli occhi e inizia respirando profondamente.
- Immagina un luogo che ti trasmette pace, come una foresta tranquilla, una spiaggia deserta al tramonto o un qualsiasi spazio in cui ti senti connessa e serena.
- Inserisci dettagli sensoriali nella tua visualizzazione: suoni, odori e sensazioni tattili per rendere l'esperienza il più vivida possibile.
- Permani per 5-10 minuti, lasciando che la sensazione di calma pervada il tuo corpo e la tua mente.

Integrazione nella Vita Quotidiana

Implementare queste tecniche di meditazione nella routine quotidiana può aiutare a stabilizzare l'umore e a gestire l'ansia efficacemente. Ecco alcune strategie per incorporare la meditazione nella giornata:

Routine Mattutina: Inizia la giornata con 10 minuti di meditazione mindfulness o sui mantra per impostare un tono positivo e tranquillo.

Pausa Pomeridiana: Dedica 5-10 minuti nel pomeriggio a una meditazione di visualizzazione per rinfrescare la mente e ridurre lo stress accumulato.

Rituale Serale: Prima di andare a letto, pratica la meditazione per rilassare completamente mente e corpo, preparandoti per un sonno riposante.

Guida per iniziare una pratica di meditazione

Scegliere l'Ambiente Giusto:

Trova uno spazio tranquillo in cui non sarai disturbata. Questo potrebbe essere un angolo della tua camera da letto, uno studio o anche un posto nel tuo giardino o balcone.

Assicurati che questo spazio sia confortevole, invitante e privo di distrazioni. Puoi aggiungere cuscini, coperte, una candela o qualsiasi oggetto che ti aiuti a sentirti rilassata.

Definire un Orario Regolare:

La regolarità è fondamentale nella pratica della meditazione. Scegli un momento della giornata in cui puoi dedicare tranquillamente tempo a te stessa, idealmente al mattino o alla sera.

Impegnati a meditare ogni giorno alla stessa ora per costruire l'abitudine. Anche solo cinque minuti al giorno possono essere efficaci.

Scegliere la Postura:

Puoi meditare seduta su una sedia con i piedi ben piantati a terra, su un cuscino a gambe incrociate o persino sdraiata se questo ti aiuta a sentirti più a tuo agio.

L'importante è mantenere la schiena dritta per favorire una buona respirazione. Assicurati che la tua postura sia comoda ma attenta.

Tecniche di Concentrazione:

Inizia concentrandoti sul tuo respiro. Nota l'aria che entra ed esce e il movimento del tuo diaframma.

Quando la tua mente inizia a vagare, riconosci i pensieri senza giudizio e dolcemente riporta l'attenzione al respiro. Questo allenamento della mente è al cuore della pratica meditativa.

Uso di Guide e Risorse:

Per le principianti, può essere utile utilizzare meditazioni guidate disponibili su app di meditazione o su Internet. Queste guide possono fornire una struttura e un sostegno mentre impari a esperire nella tua pratica.

Libri, podcast e video sono eccellenti risorse per approfondire la tua comprensione della meditazione e delle sue diverse tecniche.

Esercizi di mindfulness quotidiani per promuovere un atteggiamento positivo

La mindfulness aiuta a coltivare un maggiore livello di consapevolezza nel momento presente, permettendo alle donne in menopausa di vivere con meno stress e più equilibrio.

Esercizi di Mindfulness Quotidiani

Mindfulness al Risveglio:

Inizia la giornata con un momento di consapevolezza. Prima di alzarti dal letto, dedica alcuni minuti a concentrarti sul respiro. Nota le sensazioni del corpo, i suoni dell'ambiente e i pensieri che attraversano la tua mente senza cercare di cambiarli o giudicarli.

Questa pratica aiuta a stabilire un tono di calma e presenza che può influenzare positivamente l'intera giornata.

Mindfulness Alimentare:

Pratica la mindfulness durante i pasti. Concentrati sulle sensazioni associate al mangiare: il sapore del cibo, la sua consistenza e i sentimenti di sazietà. Mangia lentamente e con attenzione per migliorare la digestione e aumentare la soddisfazione del pasto.

Questo non solo può aiutare a migliorare le abitudini alimentari, ma anche a ridurre lo stress associato ai pasti, creando un momento di quiete nella giornata.

Pausa di Mindfulness nel Pomeriggio:

Dedicare 5-10 minuti nel pomeriggio per una pausa di mindfulness può aiutare a rinfrescare la mente e a ridurre lo stress accumulato. Può essere semplicemente chiudere gli occhi e concentrarsi sul respiro, ascoltare consapevolmente i suoni dell'ambiente o fare una breve passeggiata consapevole.

Questi momenti possono aiutare a prevenire il sovraccarico mentale e a mantenere una maggiore chiarezza e concentrazione per il resto della giornata.

Mindfulness nel Dialogo:

Quando parli con gli altri, pratica l'ascolto attivo. Questo significa ascoltare con piena attenzione, senza pianificare la tua risposta mentre l'altra persona sta parlando. Nota come le parole degli altri ti fanno sentire e come il tuo corpo reagisce durante le conversazioni.

Questo può migliorare significativamente le relazioni, riducendo i malintesi e aumentando la connessione e l'empatia.

Riflessione Serale:

Prima di coricarti, rifletti sulla tua giornata con gentilezza e senza giudizio. Considera tre cose per cui sei grata. Questa pratica può aiutare a chiudere la giornata su una nota positiva, riducendo l'ansia e promuovendo sentimenti di gratitudine e contentezza.

Aiuta anche a mettere in prospettiva gli eventi della giornata, promuovendo un sonno più sereno e riposante.

Questi esercizi di mindfulness non solo aumentano la consapevolezza e aiutano a gestire lo stress quotidiano, ma sono anche strumenti potenti per migliorare la qualità del sonno e la gestione dell'energia, temi che approfondiremo nel prossimo segmento

Uso della meditazione per migliorare il sonno e la gestione dell'energia

Meditazione di Rilassamento alla Serata:

Praticare tecniche di rilassamento guidato o visualizzazioni serene può preparare il corpo e la mente per un sonno ristoratore. Queste tecniche aiutano a ridurre la tensione fisica e mentale e a calmare il sistema nervoso.

Come Praticare: Crea una routine serale in cui, poco prima di coricarti, ti siedi o ti sdrai in un ambiente tranquillo, riduci le luci e ascolti una meditazione guidata che incoraggi il rilassamento profondo.

Meditazione di Respirazione Profonda:

Tecniche come il pranayama diaframmatico possono essere particolarmente utili per ridurre l'attivazione del sistema nervoso simpatico, responsabile delle risposte di stress. Questo tipo di respirazione incoraggia un sonno più profondo e prolungato.

Come Praticare: Pratica la respirazione profonda per alcuni minuti nel tuo letto. Concentrati su respiri lenti e profondi, inalando ed esalando completamente, per segnalare al tuo corpo che è tempo di rilassarsi e dormire.

Uso della Meditazione per la Gestione dell'Energia

Meditazione Energetica Mattutina:

Iniziare la giornata con una meditazione che incorpora visualizzazioni di energia o luce può aiutare a settare un tono positivo ed energico per il giorno.

Come Praticare: Dedica i primi minuti dopo il risveglio a visualizzare una luce o un'energia che fluisce nel tuo corpo, immaginando che ogni respiro porti vitalità e chiarezza.

Pausa Meditativa di Metà Giorno:

Implementare una breve sessione meditativa durante il giorno può aiutare a riequilibrare l'energia, soprattutto se ti senti sopraffatta o stanchissima.

Come Praticare: Trova un momento tranquillo per chiudere gli occhi, concentrarti sul respiro e permettere che la tua mente si sgombri da pensieri stressanti, rinfrescando così il tuo livello di energia.

Integrare queste pratiche di meditazione nella tua routine quotidiana può portare miglioramenti significativi nella qualità del tuo sonno e nella tua capacità di gestire l'energia durante il giorno. Queste tecniche non solo aiutano a contrastare i sintomi fisici della menopausa, ma offrono anche benefici psicologici, riducendo l'ansia e aumentando la serenità interiore.

Avendo trattato l'importanza della meditazione per migliorare il sonno e la gestione dell'energia, nei prossimi capitoli esploreremo come costruire una routine di yoga personalizzata che rispetti le esigenze fisiche e mentali uniche di questo periodo della vita. Questo approccio olistico non solo affronta i sintomi fisici della menopausa, ma aiuta anche a creare una profonda armonia tra mente, corpo e spirito, guidando le donne verso una rinascita continua attraverso lo yoga.

Capitolo 6: Creare una Routine di Yoga Personalizzata

Valutazione delle proprie necessità fisiche e mentali

Valutare le proprie necessità fisiche e mentali è un passo essenziale per costruire una routine di yoga personalizzata, soprattutto durante un periodo di cambiamento significativo come la menopausa. Questo periodo può portare una serie di sfide uniche, sia a livello fisico che psicologico, che necessitano di attenzioni particolari.

La menopausa può portare sintomi come vampate di calore, insonnia, aumento o perdita di peso, e cambiamenti nella densità ossea, che possono influenzare la qualità della vita. Prima di iniziare una pratica di yoga, è utile consultare un medico per comprendere meglio come il proprio corpo sta cambiando e quali forme di esercizio sono consigliate per il proprio stato di salute attuale. Successivamente, è importante autovalutarsi per identificare le aree di maggior bisogno, come la flessibilità, la forza o il bilanciamento, e considerare eventuali condizioni preesistenti, come problemi alle articolazioni o alla schiena, che potrebbero influenzare il tipo di asana da praticare.

Inoltre, prestare attenzione alle proprie sensazioni durante gli esercizi può offrire indizi importanti. Se certi movimenti causano disagio o dolore, è fondamentale modificarli o sostituirli con alternative più adatte. L'ascolto attivo del proprio corpo non solo previene lesioni, ma aumenta anche l'efficacia della pratica yoga nel gestire i sintomi specifici della menopausa.

Sul piano mentale, la menopausa può spesso essere accompagnata da sbalzi d'umore, ansia e periodi di depressione. Identificare queste sfide emotive è il primo passo per affrontarle efficacemente attraverso lo yoga. Pratiche come la meditazione e il pranayama sono particolarmente utili per stabilizzare l'umore e migliorare la concentrazione e la serenità mentale.

Creare momenti di riflessione quotidiana per monitorare i propri stati emotivi può aiutare a capire meglio come la pratica dello yoga influisce sul benessere psicologico. Monitorare quotidianamente i propri progressi e i cambiamenti dell'umore in relazione alla pratica può essere un utile strumento di autovalutazione. Questo aiuta non solo a riconoscere i benefici ottenuti, ma anche a identificare le aree che necessitano di maggiore attenzione.

Costruzione di una routine personalizzata

Dopo aver valutato accuratamente le proprie necessità fisiche e mentali, il passo successivo è incorporare questa conoscenza nella creazione di una sequenza di yoga adatta. Questo include la scelta degli asana che non solo si adattano alle condizioni fisiche, ma che aiutano anche a gestire lo stress e i cambiamenti emotivi legati alla menopausa.

La personalizzazione della pratica può anche significare scegliere il momento migliore della giornata per praticare, basandosi sul proprio ritmo circadiano e livelli di energia. Alcune donne possono trovare benefico praticare yoga la mattina per energizzare il corpo e prepararlo per la giornata, mentre altre potrebbero preferire sessioni serali per promuovere il rilassamento e un sonno migliore.

Infine, è importante mantenere un approccio flessibile e adattivo. Ascoltare il proprio corpo e la propria mente e fare aggiustamenti alla routine di yoga quando necessario assicura che la pratica rimanga sempre benefica e piacevole. Questa attenzione continua alle proprie esigenze non solo migliora l'efficacia della pratica yoga durante la menopausa, ma pone anche le basi per un benessere duraturo.

Questo approccio riflessivo e personalizzato alla pratica dello yoga non solo facilita la gestione dei sintomi fisici e mentali della menopausa, ma serve anche come ponte verso l'integrazione di asana, pranayama e meditazione in una routine quotidiana coerente.

Costruire una sequenza di yoga adattata alle fasi della menopausa

Dopo aver attentamente valutato le proprie esigenze fisiche e mentali, è possibile procedere alla creazione di una sequenza di yoga personalizzata che rispecchi le fasi della menopausa e le specifiche esigenze individuate. Questa personalizzazione è cruciale per massimizzare i benefici dello yoga durante questo periodo di transizione.

Selezione degli Asana

Una volta compreso l'impatto della menopausa sul proprio corpo e la propria mente, si può iniziare a selezionare asana specifici che supportino il sistema endocrino, migliorino il sonno, riducano lo stress e contribuiscano al bilanciamento ormonale. Asana come Viparita Karani (la posizione delle gambe contro il muro) possono essere particolarmente utili per le donne in menopausa poiché aiutano a rilassare il sistema nervoso e a riequilibrare il sistema endocrino. Allo stesso tempo, posizioni come la posizione del guerriero o Trikonasana (posizione del triangolo) rinforzano la forza e la stabilità, combattendo la perdita di massa ossea e migliorando la resistenza fisica.

Adattamento alle Variazioni Ormonali

Durante la menopausa, le fluttuazioni ormonali possono variare notevolmente da un giorno all'altro. È fondamentale che la sequenza di yoga sia flessibile per adattarsi a questi cambiamenti. Nei giorni in cui si avverte più energia, potrebbero essere appropriate sequenze più dinamiche e stimolanti. In contrasto, nei giorni di maggiore sensibilità o fatica, pratiche più dolci e meditative come Yin Yoga o Restorative Yoga possono offrire il comfort e il supporto necessari.

Incorporazione di Tecniche di Rilassamento e Concentrazione

Includere pranayama e tecniche di meditazione nella sequenza può amplificare i benefici dello yoga. Tecniche di respirazione come Ujjayi Pranayama possono aiutare a gestire l'ansia e a calmare la mente, mentre la meditazione guidata può migliorare la concentrazione e l'accettazione di sé, aiutando ad affrontare le sfide emotive della menopausa con maggiore resilienza.

Consultazione con Esperti

Nonostante l'autovalutazione sia un potente strumento di partenza, collaborare con istruttori di yoga esperti o terapisti olistici può ulteriormente affinare la propria pratica. Gli esperti possono offrire consigli personalizzati e adattamenti specifici, assicurando che ogni asana sia eseguito in modo sicuro ed efficace. Questo tipo di supporto è particolarmente prezioso quando si introducono nuove pratiche o si hanno esigenze fisiche specifiche.

Regolarità e Adattamento

La costruzione di una routine personalizzata deve anche tenere conto della regolarità della pratica. Stabilire una routine quotidiana aiuta a formare abitudini durature che sostengono la salute fisica e mentale a lungo termine. Tuttavia, è essenziale rimanere flessibili e disposti a adattare la routine in base all'evoluzione delle proprie esigenze e risposte al cambiamento ormonale.

Questo processo di personalizzazione non solo garantisce che la pratica dello yoga rimanga rilevante e supportiva durante tutte le fasi della menopausa, ma prepara anche il terreno per un'integrazione più profonda degli asana, pranayama e meditazione nella vita quotidiana. Questo sarà discusso ulteriormente, esplorando come questi elementi possono essere armonizzati in una routine coerente, beneficiando costantemente il benessere fisico e mentale nella prosecuzione del percorso.

Integrazione di asana, pranayama e meditazione in una routine coerente

Una volta selezionati gli asana appropriati e considerati i principi di adattamento basati sulle esigenze individuali, è fondamentale integrare queste pratiche in una routine quotidiana coerente. Questo non solo aiuta a mantenere un equilibrio fisico e mentale durante la menopausa, ma fornisce anche una struttura di supporto essenziale per la gestione dei sintomi e il miglioramento generale della qualità della vita.

Coerenza nella Pratica

Integrare gli asana, il pranayama e la meditazione in una routine quotidiana richiede un approccio sistematico e coerente. Definire un orario specifico per la pratica quotidiana aiuta a stabilire la routine come una parte essenziale della giornata. Questo può significare praticare yoga ogni mattina per iniziare la giornata con energia e intento, oppure la sera per promuovere un rilassamento profondo e un sonno riposante. La chiave sta nell'essere costanti, poiché la regolarità non solo rinforza le abitudini, ma incrementa anche i benefici a lungo termine della pratica dello yoga.

Personalizzazione della Sequenza

All'interno della routine quotidiana, la sequenza di asana può essere personalizzata per rispondere alle variazioni giornaliere del corpo e dello spirito. Ad esempio, una sequenza può essere focalizzata sull'attivazione e l'energizzazione del corpo se si pratica al mattino, oppure può essere più riflessiva e calmante se praticata alla sera. Includere una varietà di asana che mirano a diversi aspetti della salute durante la menopausa — come la flessibilità, la forza, l'equilibrio e la riduzione dello stress — garantisce una copertura completa delle necessità fisiche e mentali.

Incorporazione di Pranayama e Meditazione

Il pranayama e la meditazione, quando integrati sistematicamente nella routine di yoga, amplificano gli effetti rilassanti e riequilibranti degli asana. Tecniche specifiche di respirazione possono essere usate per gestire le situazioni di stress acuto e per migliorare la capacità respiratoria complessiva, mentre la meditazione aiuta a mantenere la chiarezza mentale e a gestire efficacemente le emozioni. Iniziare o concludere la sessione di yoga con la meditazione può inoltre aiutare a centrare la mente e a connettersi più profondamente con il proprio Io interiore.

Flessibilità e Adattamento

Anche se la coerenza è vitale, altrettanto importante è mantenere una certa flessibilità nella routine per adattarsi a cambiamenti imprevisti di umore o di condizioni fisiche. Essere aperti a modificare la durata o l'intensità della pratica in base alle proprie sensazioni quotidiane permette di rimanere in sintonia con i bisogni del corpo e della mente, promuovendo un approccio olistico al benessere.

Stabilire e mantenere una routine coerente di yoga non è solo una questione di disciplina; è anche un atto di auto-cura che può trasformarsi in una fonte di forza e serenità durante la menopausa. Tuttavia, per mantenere questa routine nel tempo e per assicurarsi che rimanga dinamica e stimolante, è essenziale avere strategie per mantenere la motivazione e l'impegno.

Consigli per mantenere la motivazione e l'engagement nella pratica

Mantenere la motivazione e l'engagement nella pratica dello yoga può rappresentare una sfida, specialmente quando si attraversano periodi di cambiamento come la menopausa. Tuttavia, adottare strategie mirate può aiutare a sostenere un impegno costante e a garantire che la pratica di yoga rimanga una fonte vitale di benessere fisico e mentale.

Un elemento chiave per mantenere la motivazione è stabilire obiettivi realistici e raggiungibili. Questi obiettivi possono variare da miglioramenti fisici, come aumentare la flessibilità o la forza, a benefici psicologici, come ridurre lo stress o migliorare la qualità del sonno. Gli obiettivi devono essere specifici, misurabili, raggiungibili, rilevanti e limitati nel tempo (SMART), permettendo così di monitorare i progressi e di sentirsi gratificati quando vengono raggiunti.

È, inoltre, importante celebrare i successi, grandi e piccoli, lungo il percorso. Questo non solo rafforza la motivazione, ma aumenta anche l'autostima e la convinzione di poter gestire efficacemente i cambiamenti legati alla menopausa. Che si tratti di eseguire un nuovo asana che prima sembrava impossibile o di notare una maggiore serenità nei momenti di stress, riconoscere e festeggiare questi traguardi può infondere un senso di realizzazione e incoraggiamento.

Integrare varietà nella routine di yoga aiuta a prevenire la monotonia e a mantenere alto l'interesse. Questo può includere l'esplorazione di diversi stili di yoga, l'introduzione di nuovi asana o l'alterazione della sequenza di pratica. Partecipare a workshop o ritiri di yoga può offrire nuove prospettive e tecniche, oltre a opportunità di socializzazione con altre persone che condividono esperienze simili, rafforzando ulteriormente l'engagement.

Anche avere un supporto sociale è fondamentale. Partecipare a classi di gruppo, sia virtuali che fisiche, può creare un senso di comunità e appartenenza. Condividere esperienze, sfide e successi con altri può non solo offrire sostegno emotivo, ma anche motivare a rimanere fedeli alla propria pratica. Inoltre, avere un compagno di yoga o un gruppo di supporto può essere un forte incentivo a praticare regolarmente.

Infine, è essenziale riflettere regolarmente sulla propria pratica e fare aggiustamenti quando necessario. Ascoltare il proprio corpo e mente e adattare la routine per rispondere alle mutevoli esigenze può aiutare a mantenere la pratica rilevante e benefica. Questa riflessione continua permette di identificare ciò che funziona bene e ciò che potrebbe essere migliorato o modificato.

Adattare la routine di yoga alle variazioni quotidiane del corpo e dello spirito

Ogni giorno, il corpo può presentare esigenze diverse, influenzate da vari fattori come lo stress, il sonno, la dieta e l'attività fisica. Durante la menopausa, questi cambiamenti possono essere più pronunciati a causa delle fluttuazioni ormonali. È essenziale ascoltare il proprio corpo e adattare la pratica di yoga di conseguenza. Questo potrebbe significare optare per una sessione più energizzante e stimolante quando ci si sente pieni di energia, o una pratica più dolce e restaurativa nei giorni in cui si avverte la necessità di maggior conforto e cura.

La flessibilità nella pianificazione permette di rispondere meglio alle esigenze del corpo. Non è necessario attenersi rigidamente a una sequenza prestabilita; piuttosto, si dovrebbe sentire liberi di modificare la durata, l'intensità e persino il tipo di yoga praticato. Ad esempio, incorporare elementi di Yin Yoga per aumentare la flessibilità e migliorare il flusso energetico nei giorni in cui il corpo si sente più rigido, o dedicare più tempo al Pranayama e alla meditazione per calmare la mente in momenti di ansia o stress.

L'uso di accessori come cuscini, blocchi e cinghie può aiutare a personalizzare ulteriormente la pratica. Questi strumenti rendono più accessibili alcune posizioni, offrendo supporto e consentendo al corpo di entrare in posizioni che potrebbero non essere altrimenti confortevoli. Ad esempio, l'uso di un blocco può aiutare a mantenere l'allineamento corretto in posizioni come Trikonasana, mentre un cuscino può fornire un supporto extra durante le pratiche di meditazione o in posizioni sedute prolungate.

Incorporare elementi di auto-cura nella routine quotidiana di yoga può significativamente migliorare l'efficacia della pratica. Questo potrebbe includere tecniche di rilassamento prima o dopo la pratica, come il bagno caldo, la lettura o l'ascolto di musica rilassante. Questi momenti di cura personale possono aumentare i benefici dello yoga, creando un ambiente più rilassante e rigenerante che supporta il benessere generale.

Infine, è importante valutare regolarmente l'efficacia della propria pratica. Questo non solo include monitorare come il corpo risponde a vari asana e tecniche, ma anche riflettere su come la pratica influisce sul benessere emotivo e mentale. Mantenere un diario di yoga può essere un modo efficace per tracciare questi cambiamenti e adattamenti, offrendo una panoramica preziosa su ciò che funziona meglio per il proprio corpo e mente nel tempo.

Adattando la routine di yoga alle esigenze quotidiane, si garantisce che la pratica rimanga un pilastro di supporto attraverso i cambiamenti della menopausa. Questo approccio flessibile e proattivo non solo migliora il benessere immediato, ma pone anche le basi per la salute e la felicità a lungo termine, facilitando un percorso continuativo di crescita e scoperta personale oltre la semplice lettura di questo libro.

Capitolo 7: L'Importanza dell'Ambiente e dello Spazio Personale

Creare uno spazio dedicato alla pratica dello yoga e della meditazione è molto più di una semplice disposizione fisica; è la costruzione di un ambiente che può influenzare profondamente il benessere fisico e mentale. Un tale spazio non solo facilita una pratica regolare, ma eleva anche l'esperienza, trasformandola in un rituale che nutre corpo, mente e spirito.

Importanza di uno Spazio Dedicato

Uno spazio dedicato per la pratica di yoga e meditazione serve come un santuario personale, un luogo dove è possibile staccarsi dalle preoccupazioni quotidiane e immergersi completamente nella pratica. Questo ambiente deve essere un rifugio sicuro e tranquillo, dove le distrazioni sono minimizzate, permettendo una concentrazione più profonda e una connessione più intensa con il proprio Io interiore.

Caratteristiche dello Spazio Ideale

Lo spazio ideale per la pratica dello yoga dovrebbe essere arieggiato, pulito e ordinato. La presenza di disordine può distrarre e impedire il flusso di energia, mentre un ambiente pulito e ben organizzato favorisce una maggiore serenità e focalizzazione. La scelta del luogo dovrebbe anche considerare la luce naturale, che può avere un impatto significativo sul morale e sull'energia; una stanza con una buona fonte di luce naturale è ideale. Tuttavia, se ciò non è possibile, l'uso di luci soffuse e calde può creare un ambiente accogliente e rilassante.

Personalizzazione dello Spazio

Personalizzare lo spazio con elementi che ispirano tranquillità e gioia è essenziale. Questo potrebbe includere l'aggiunta di piante, che non solo abbelliscono lo spazio, ma migliorano anche la qualità dell'aria, o l'apposizione di immagini e simboli che evocano pace e calma. Un altare piccolo con oggetti significativi come candele, pietre, icone o foto, può parimenti servire come punto focale durante la meditazione o la pratica dello yoga.

Comfort e Praticità

Assicurarsi che lo spazio sia confortevole è fondamentale. Questo include avere un tappetino di yoga di buona qualità, cuscini di supporto per meditare comodamente e coperte per mantenere il calore durante la pratica di rilassamento o meditazione. La temperatura della stanza dovrebbe essere regolabile per comfort, considerando che il corpo può riscaldarsi durante la pratica attiva e raffreddarsi durante la meditazione o il relax.

Separazione dal Resto dell'Abitazione

Idealmente, lo spazio di pratica dovrebbe essere fisicamente separato dalle altre aree di attività giornaliere. Questa separazione aiuta a stabilire un confine psicologico tra la pratica e le altre responsabilità o distrazioni, rendendo più facile entrare in uno stato meditativo o concentrato. Se non è possibile avere una stanza dedicata, anche un angolo di una stanza può essere trasformato in uno spazio sacro con l'uso di paraventi o tende per delineare visivamente e simbolicamente l'area di pratica.

Questi elementi contribuiscono non solo a creare uno spazio fisicamente adatto alla pratica dello yoga e della meditazione, ma anche a instaurare un ambiente che sostiene e incoraggia una pratica profonda e significativa.

L'influenza dell'ambiente sulla pratica e sul benessere

L'influenza dell'ambiente sulla pratica dello yoga e sulla meditazione è profonda e multiforme. Ogni dettaglio dello spazio dedicato può avere un impatto significativo sul benessere fisico, mentale ed emotivo, rendendo fondamentale un'attenta considerazione di come questo ambiente sia strutturato e mantenuto.

La **luce**, sia naturale che artificiale, gioca un ruolo chiave nell'ambiente di pratica. La luce naturale è preferibile per la sua capacità di elevare l'umore e l'energia, ma quando non è disponibile o è insufficiente, è importante scegliere un'illuminazione artificiale che imiti il più possibile la luce naturale. Anche l'uso di luci regolabili può aiutare a creare l'atmosfera giusta per vari tipi di pratica: più brillante per energizzare le sessioni mattutine o più soffusa per le pratiche rilassanti serali.

Il **silenzio** è un altro componente cruciale dell'ambiente di pratica. Lo spazio dovrebbe essere quanto più possibile isolato dai rumori esterni. Tuttavia, quando il silenzio completo non è possibile, l'uso di suoni o musica calmante può mascherare i disturbi esterni e facilitare una maggiore concentrazione e rilassamento. Suoni della natura, come il canto degli uccelli o il rumore delle onde, o musica tranquilla senza testo sono scelte popolari che possono migliorare significativamente l'esperienza di pratica.

La qualità dell'**aria** in uno spazio di pratica è essenziale. Un ambiente ben ventilato aiuta a mantenere la mente chiara e il corpo energizzato. Se possibile, praticare vicino a una finestra aperta o in uno spazio che permetta un flusso costante d'aria fresca può essere particolarmente benefico. In alternativa, l'uso di purificatori d'aria o diffusori con oli essenziali può migliorare la qualità dell'aria e aggiungere un ulteriore livello di rilassamento attraverso l'aromaterapia.

I **colori** delle pareti, del pavimento e degli accessori possono influenzare significativamente lo stato d'animo e l'energia. Colori calmanti come il blu, il verde o il grigio chiaro sono spesso raccomandati per gli spazi di meditazione e yoga, poiché aiutano a calmare la mente e a ridurre lo stress. Evitare colori vivaci e stimolanti come il rosso o l'arancione può essere una buona scelta in uno spazio dedicato al rilassamento e alla riflessione interiore.

Mantenere una **coerenza** nell'ambiente aiuta a stabilire una routine di pratica solida. Quando si entra nello spazio di pratica, il corpo e la mente possono subito riconoscere e reagire all'ambiente familiare, facilitando una transizione più rapida e profonda verso uno stato meditativo o di pratica yoga. Questa continuità non solo migliora la qualità della pratica stessa, ma rafforza anche l'abitudine a dedicarsi al proprio benessere.

Dopo aver esaminato come l'ambiente influenzi la pratica, il passo successivo è ottimizzare questo spazio per renderlo il più accogliente e confortevole possibile. I suggerimenti per migliorare l'ambiente di pratica includeranno l'aggiunta di elementi che migliorino l'attrattiva sensoriale dello spazio, come aromi, colori e tessuti, che saranno discussi nel dettaglio nel prossimo segmento. Questi elementi non solo arricchiscono l'esperienza, ma promuovono anche un'immersione più profonda e un maggiore impegno nella pratica quotidiana dello yoga e della meditazione.

Suggerimenti per rendere lo spazio invitante e confortevole

Un ambiente ben progettato non solo facilita la pratica regolare, ma può anche migliorare la qualità dell'interazione con sé stessi, rendendo ogni sessione un momento di autentico benessere.

Per creare uno spazio invitante, è fondamentale garantire che sia confortevole e facilmente accessibile. Questo significa avere a disposizione tutti gli strumenti necessari per la pratica. Un tappetino di buona qualità è essenziale per fornire supporto e ammortizzazione. Avere a portata di mano cuscini, coperte, blocchi e cinghie consente di modificare le posizioni e aggiungere comfort durante la pratica. Anche l'uso di un bolster per supportare alcuni asana può rendere la pratica più piacevole e accessibile.

L'uso di **aromi** può trasformare uno spazio semplice in un'oasi di tranquillità. L'aromaterapia utilizza oli essenziali per promuovere il rilassamento e il benessere. Oli come lavanda, camomilla e ylang-ylang sono noti per le loro proprietà calmanti, mentre il rosmarino e la menta possono essere utilizzati per energizzare e rinvigorire l'ambiente. Diffusori di oli essenziali o candele profumate possono essere utilizzati per mantenere un aroma costante e piacevole nello spazio di pratica.

L'**illuminazione** gioca un ruolo cruciale nell'atmosfera di uno spazio dedicato allo yoga e alla meditazione. La luce naturale è ideale, ma quando non è disponibile, luci calde e regolabili possono creare l'ambiente giusto. Lampade di sale dell'Himalaya, ad esempio, non solo forniscono una luce soffusa e rilassante, ma sono anche ritenute capaci di migliorare la qualità dell'aria e di creare un'atmosfera serena.

Portare **elementi naturali** nello spazio di pratica può avere un effetto calmante e rinvigorente. Piante d'appartamento non solo migliorano l'estetica dello spazio, ma anche la qualità dell'aria. Piante come il filodendro, la pianta ragno e il pothos sono facili da curare e hanno dimostrato di purificare l'aria. Inoltre, l'uso di materiali naturali come il legno e il bambù per mobili e accessori può aggiungere un senso di armonia e connessione con la natura.

Personalizzare lo spazio con **decorazioni** che ispirano tranquillità e gioia può aumentare il comfort e l'invito a praticare. Questo potrebbe includere l'uso di opere d'arte, fotografie o simboli spirituali che hanno un significato personale. Un piccolo altare con oggetti significativi, come candele, cristalli o statue, può servire come punto focale per la meditazione e la riflessione.

Un ambiente **pulito** e **ordinato** è essenziale per una pratica di yoga e meditazione efficace. Il disordine può creare distrazione e impedire la concentrazione. Assicurarsi che lo spazio sia sempre pulito e ben organizzato contribuisce a creare un ambiente sereno e favorevole alla pratica. Questo include non solo la pulizia fisica dello spazio, ma anche il mantenimento di un'energia positiva e armoniosa.

Con uno spazio reso accogliente e confortevole, il passo successivo è esplorare come ulteriori elementi sensoriali come gli aromi, i colori e i suoni possono influenzare positivamente l'esperienza di pratica.

L'importanza degli aromi, dei colori e dei suoni

L'importanza degli aromi, dei colori e dei suoni nello spazio di pratica yoga e meditazione non può essere sottovalutata. Questi elementi sensoriali possono trasformare uno spazio ordinario in un ambiente sacro che facilita il rilassamento, la concentrazione e il benessere generale. Ognuno di questi elementi agisce in modo sottile ma potente per migliorare l'esperienza della pratica.

Gli **aromi** possono influenzare profondamente il nostro stato d'animo e la nostra risposta fisiologica. L'aromaterapia utilizza oli essenziali per migliorare la salute fisica e mentale. Diffondere oli essenziali nello spazio di pratica può aiutare a creare un ambiente che supporta la calma, la chiarezza mentale e l'energia. La lavanda, ad esempio, è nota per le sue proprietà rilassanti e può essere utilizzata per aiutare a ridurre l'ansia e promuovere il sonno. L'incenso e la mirra possono essere utilizzati per purificare lo spazio e creare un'atmosfera di sacralità. Anche il legno di sandalo è popolare per le pratiche di meditazione grazie alle sue proprietà radicanti e calmanti.

I **colori** hanno un impatto psicologico significativo e possono essere utilizzati per creare un ambiente che supporta i vari aspetti della pratica yoga e della meditazione. Colori caldi e terrosi come il beige, il marrone e il verde oliva possono aiutare a creare un senso di stabilità e tranquillità. Il blu e il verde sono colori rilassanti che possono aiutare a ridurre lo stress e promuovere la calma. Il bianco, spesso associato a purezza e pace, può contribuire a un senso di chiarezza e serenità nello spazio di pratica. È importante scegliere colori che risuonino personalmente con chi pratica, creando un ambiente che si sente personale e accogliente.

Il **suono** è un elemento potente che può influenzare il nostro stato mentale e fisico. La musica di sottofondo, i suoni della natura o il silenzio possono essere utilizzati per migliorare l'esperienza di yoga e meditazione. I suoni della natura, come il canto degli uccelli, il rumore delle onde o il fruscio delle foglie, possono creare un ambiente rilassante che aiuta a distaccarsi dal rumore quotidiano. La musica strumentale senza testo può fornire un sottofondo armonioso che non disturba la concentrazione. Anche l'uso di strumenti tradizionali come le campane tibetane o il tamburo sciamanico possono aiutare a creare un'atmosfera meditativa.

Creazione di un Ambiente Sinergico

La chiave per utilizzare efficacemente aromi, colori e suoni è creare un ambiente sinergico in cui tutti questi elementi lavorano insieme per migliorare l'esperienza complessiva. Questo può essere raggiunto sperimentando con diverse combinazioni e osservando come influenzano l'umore e l'energia. Ad esempio, diffondere olio essenziale di lavanda in una stanza dipinta di blu chiaro e ascoltare musica soft può creare un ambiente estremamente rilassante e favorevole alla meditazione.

Dopo aver ottimizzato l'ambiente di pratica con aromi, colori e suoni, il prossimo passo è creare una routine quotidiana che integri questi elementi in modo coerente e significativo.

Creare una routine quotidiana che includa lo spazio personale

Creare una routine quotidiana che includa lo spazio personale è un elemento fondamentale per mantenere una pratica di yoga e meditazione costante e benefica. Questa routine non solo favorisce la disciplina e l'impegno, ma rafforza anche il legame con sé stessi e il proprio benessere.

Stabilire un Orario Fisso

Una delle chiavi per integrare lo yoga e la meditazione nella vita quotidiana è stabilire un orario fisso per la pratica. Che sia al mattino per iniziare la giornata con energia e chiarezza mentale, o alla sera per rilassarsi e prepararsi per un sonno riposante, avere un momento specifico dedicato alla pratica aiuta a creare un'abitudine. Questo orario fisso diventa un appuntamento con sé stessi, un tempo sacro che non viene sacrificato per altre attività.

Includere Elementi di Preparazione

Iniziare la pratica con un breve rituale di preparazione può aiutare a segnare il passaggio dalla vita quotidiana alla pratica di yoga e meditazione. Questo potrebbe includere accendere una candela o un bastoncino di incenso, diffondere oli essenziali o semplicemente prendere qualche momento per sedersi in silenzio e respirare profondamente. Questi piccoli atti di preparazione non solo migliorano l'ambiente, ma aiutano anche a calmare la mente e preparare il corpo.

Varietà nella Pratica

Per mantenere la routine interessante e stimolante, è utile variare le pratiche di yoga e meditazione. Questo potrebbe significare alternare tra diversi stili di yoga, come Hatha, Vinyasa, Yin o Restorative, in base alle esigenze fisiche e mentali del giorno. Anche la meditazione può essere variata, alternando tra meditazione guidata, meditazione silenziosa o pratiche di mindfulness focalizzate su diversi aspetti, come il respiro, il corpo o le emozioni.

Integrazione delle Tecniche di Pranayama

La respirazione è un aspetto importante dello yoga e della meditazione. Integrare tecniche di pranayama nella routine quotidiana può migliorare notevolmente i benefici della pratica. Respirazioni profonde e controllate, come Ujjayi o Nadi Shodhana, possono essere praticate all'inizio della sessione per centrare la mente e preparare il corpo. Queste tecniche aiutano a calmare il sistema nervoso, migliorare la concentrazione e aumentare la consapevolezza del respiro.

Monitoraggio e Riflessività

Tenere un diario della pratica può essere un modo efficace per monitorare i progressi e riflettere sull'esperienza quotidiana. Annotare le sensazioni fisiche, le emozioni e le osservazioni post-pratica aiuta a comprendere meglio come lo yoga e la meditazione influenzano il benessere generale. Questo diario diventa un compagno di viaggio che fornisce intuizioni preziose e può essere consultato per identificare modelli e progressi nel tempo.

Creare una routine quotidiana che includa lo spazio personale prepara il terreno per un'esperienza di yoga e meditazione profondamente integrata nella vita quotidiana. Il prossimo capitolo si concentrerà su come affrontare i sintomi fisici della menopausa attraverso lo yoga, utilizzando l'ambiente e la routine stabiliti come fondamento per affrontare specifiche sfide fisiche e migliorare la qualità della vita. Questo approccio olistico, che unisce la creazione di uno spazio sacro e una routine ben strutturata, permette di affrontare i cambiamenti della menopausa con maggiore serenità e resilienza.

Implementare questi elementi nella propria routine non solo rende la pratica di yoga e meditazione più efficace, ma trasforma anche la relazione con sé stessi, promuovendo un senso di benessere profondo e duraturo.

Capitolo 8: Affrontare i Sintomi Fisici della Menopausa con lo Yoga

La menopausa rappresenta una fase di transizione significativa nella vita di una donna, portando con sé una serie di sintomi fisici che possono influenzare la qualità della vita. Lo yoga può essere un potente alleato nel gestire questi sintomi, offrendo strumenti per migliorare il benessere fisico e mentale. Comprendere come lo yoga possa alleviare i sintomi fisici della menopausa è essenziale per costruire una pratica mirata ed efficace.

I sintomi fisici della menopausa possono variare ampiamente da donna a donna, ma alcuni dei più comuni includono vampate di calore, sudorazioni notturne, insonnia, affaticamento, dolori articolari, aumento di peso e cambiamenti nel metabolismo. Questi sintomi possono influenzare significativamente la qualità della vita quotidiana e il benessere generale.

Lo yoga, con la sua combinazione di asana, pranayama e meditazione, può essere un potente strumento per affrontare questi sintomi fisici. Ogni elemento della pratica yoga contribuisce in modo unico al benessere durante la menopausa.

Vampate di Calore

Le vampate di calore sono uno dei sintomi più comuni e fastidiosi della menopausa. Possono essere alleviati attraverso specifici asana e tecniche di respirazione che aiutano a calmare il sistema nervoso e a raffreddare il corpo. Pose come Viparita Karani (gambe al muro) e Supta Baddha Konasana (posizione della dea reclinata) sono particolarmente utili. Queste posizioni non solo promuovono il rilassamento, ma aiutano anche a regolare la temperatura corporea. Inoltre, tecniche di respirazione come Sitali Pranayama, che comporta l'atto di inspirare attraverso l'arrotolamento della lingua per raffreddare il corpo, possono essere molto efficaci.

Insonnia e Disturbi del Sonno

L'insonnia è un altro sintomo frequente durante la menopausa. Lo yoga offre diverse soluzioni per migliorare la qualità del sonno. Sequenze di yoga dolci e restorative prima di andare a letto possono aiutare a calmare la mente e il corpo. Posizioni come Balasana e Setu Bandhasana possono rilassare il sistema nervoso e preparare il corpo al riposo. Inoltre, praticare tecniche di rilassamento profondo come lo Yoga Nidra può essere estremamente benefico per coloro che lottano con il sonno.

Dolori Articolari e Muscolari

Durante la menopausa, molte donne sperimentano un aumento dei dolori articolari e muscolari. Lo yoga, con la sua combinazione di stretching e rafforzamento, può aiutare a mantenere la flessibilità e la forza, riducendo il dolore e migliorando la mobilità. Pose come Adho Mukha Svanasana (cane a faccia in giù) e Uttanasana (piegamento in avanti) allungano e rafforzano i muscoli, mentre pose come Virabhadrasana (posizione del guerriero) costruiscono forza e stabilità. Come già ampiamento dibattuto, l'uso di supporti, come blocchi e cinghie, può aiutare a modificare le posizioni per renderle più accessibili e sicure.

Aumento di Peso e Metabolismo Rallentato

L'aumento di peso e un metabolismo più lento sono sfide comuni durante la menopausa. Una pratica regolare di yoga può aiutare a mantenere un peso sano e a stimolare il metabolismo. Pose dinamiche e sequenze di Vinyasa possono aumentare la frequenza cardiaca e bruciare calorie. Inoltre, torsioni come Marichyasana (posizione del saggio Marichi) possono stimolare gli organi interni e migliorare la digestione e il metabolismo.

Salute delle Ossa

La perdita di densità ossea è una preoccupazione significativa durante la menopausa, aumentando il rischio di osteoporosi. Il peso corporeo e le pose di rafforzamento nello yoga, come Vrksasana (posizione dell'albero) e Trikonasana, possono aiutare a mantenere la densità ossea. Queste posizioni non solo rafforzano le ossa, ma migliorano anche l'equilibrio, riducendo il rischio di cadute e fratture.

Asana e tecniche specifiche per i problemi di salute legati alla menopausa

Affrontare i sintomi fisici della menopausa con lo yoga richiede un approccio mirato che coinvolga specifiche posizioni e tecniche che possono fornire sollievo e supporto. Vediamo nel dettaglio alcuni degli asana e delle tecniche che si sono dimostrate particolarmente efficaci per gestire i problemi di salute legati alla menopausa, come i cambiamenti ormonali, i dolori articolari e il metabolismo.

Asana per il Sistema Endocrino

Il sistema endocrino, responsabile della regolazione degli ormoni, subisce notevoli cambiamenti durante la menopausa. Gli asana che stimolano questo sistema possono essere molto utili. Ad esempio, la posizione del pesce (Matsyasana) è nota per stimolare la tiroide e le paratiroidi, aiutando a bilanciare gli ormoni. Questa posizione apre anche il torace, migliorando la respirazione e alleviando la tensione accumulata nella parte superiore del corpo. Un altro asana benefico è la posizione della candela, che è un'inversione che stimola la ghiandola tiroidea e può aiutare a migliorare il metabolismo.

Posizioni di Inversione

Le posizioni di inversione, come Viparita Karani, sono particolarmente efficaci per migliorare la circolazione sanguigna e linfatica. Queste posizioni aiutano a ridurre il gonfiore nelle gambe e possono alleviare i sintomi di affaticamento. Inoltre, le inversioni sono rilassanti e possono contribuire a migliorare la qualità del sonno, un problema comune durante la menopausa. La posizione della testa (Sirsasana) è un'altra inversione potente che, se praticata correttamente e con il supporto necessario, può migliorare la circolazione e calmare la mente.

Posizioni di Forza e Stabilità

Mantenere la forza e la stabilità del corpo è cruciale durante la menopausa, poiché aiuta a prevenire la perdita di massa muscolare e densità ossea. La posizione del guerriero (Virabhadrasana) e la posizione della sedia (Utkatasana) sono eccellenti per rafforzare le gambe, i glutei e la schiena. Queste posizioni migliorano anche l'equilibrio e la stabilità, riducendo il rischio di cadute e lesioni. La pratica regolare di questi asana può aiutare a mantenere la postura e a sostenere una buona salute scheletrica.

Posizioni di Allungamento e Flessibilità

L'allungamento e la flessibilità sono fondamentali per prevenire la rigidità e i dolori articolari. La posizione della pinza (Paschimottanasana) e la posizione del bambino sono ideali per allungare i muscoli della schiena e delle gambe. Queste posizioni aiutano a ridurre la tensione muscolare e promuovono il rilassamento. La posizione del gatto (Marjariasana) e la posizione della mucca (Bitilasana) in sequenza possono aiutare a mantenere la flessibilità della colonna vertebrale e migliorare la mobilità.

Pranayama per la Menopausa

Le tecniche di respirazione sono particolarmente efficaci per gestire i sintomi fisici e mentali della menopausa. La respirazione a narici alternate, ad esempio, aiuta a bilanciare il sistema nervoso e a ridurre lo stress. Questa tecnica può essere praticata quotidianamente per migliorare la calma e la concentrazione. La respirazione rinfrescante (Sheetali Pranayama) è utile per gestire le vampate di calore; inspirando attraverso la lingua arrotolata a forma di "O" ed espirando attraverso il naso, questa tecnica riduce la temperatura corporea e calma la mente.

Integrazione nella Routine Quotidiana

Per massimizzare i benefici, è importante integrare questi asana e tecniche di Pranayama in una routine quotidiana. Una routine ideale potrebbe iniziare con alcuni minuti di respirazione profonda per centrare la mente, seguiti da una serie di posizioni di riscaldamento dolci. Si potrebbe poi passare a posizioni più dinamiche come le posizioni del guerriero e della sedia, e concludere con posizioni di rilassamento e una sessione di Pranayama.

Strategie olistiche per affrontare il dolore e il disagio

Affrontare il dolore e il disagio durante la menopausa richiede un approccio olistico che integri diverse strategie per alleviare i sintomi fisici e migliorare il benessere generale. Lo yoga è un potente strumento in questo contesto, ma combinato con altre tecniche e abitudini salutari, può offrire un sollievo ancora maggiore e duraturo.

Il dolore e il disagio fisico possono manifestarsi in vari modi durante la menopausa, inclusi dolori articolari, mal di schiena, mal di testa e crampi muscolari. Un approccio olistico comprende non solo le pratiche di yoga, ma anche modifiche nello stile di vita, la dieta, l'uso di rimedi naturali e tecniche di rilassamento.

Gli asana mirati a migliorare la flessibilità e la forza muscolare sono essenziali per alleviare i dolori articolari. Posizioni come la posizione del gatto-mucca (Marjariasana-Bitilasana) aiutano a mantenere la mobilità della colonna vertebrale e riducono la rigidità. La posizione del ponte, invece, rafforza la schiena e i glutei, alleviando il mal di schiena.

Le tecniche di rilassamento profondo, d'altro canto, come lo Yoga Nidra, possono essere estremamente efficaci per alleviare il dolore. Yoga Nidra è una pratica di rilassamento guidato che porta il corpo e la mente in uno stato di profonda quiete. Durante questa pratica, il corpo è completamente rilassato, permettendo una riduzione della tensione muscolare e un miglioramento del flusso sanguigno, che può contribuire a ridurre il dolore.

Il Pranayama gioca anch'esso un ruolo cruciale. La respirazione profonda e lenta, come praticata in Ujjayi Pranayama, può aiutare a calmare il sistema nervoso e ridurre la percezione del dolore. Questa tecnica consiste nell'inspirare ed espirare lentamente attraverso il naso, producendo un suono sibilante nella gola, che induce un senso di calma e riduce la tensione.

Rimedi Naturali e Alimentazione

La dieta può avere un impatto significativo sulla gestione del dolore durante la menopausa. Alimentarsi con cibi anti-infiammatori come frutta, verdura, noci, semi e pesce ricco di omega-3 può ridurre l'infiammazione nel corpo. Evitare cibi processati, zuccheri raffinati e alcol può parimenti aiutare a ridurre i sintomi dolorosi.

Rimedi naturali come integratori di magnesio e calcio possono supportare la salute delle ossa e dei muscoli, riducendo i crampi muscolari e i dolori articolari. L'uso di erbe come la curcuma, che ha potenti proprietà anti-infiammatorie, può essere integrato nella dieta o assunto sotto forma di supplemento per aiutare a gestire il dolore.

Tecniche Complementari

Oltre allo yoga e alla dieta, altre tecniche complementari possono essere integrate per un approccio olistico alla gestione del dolore. La meditazione mindfulness può aiutare a migliorare la consapevolezza del corpo e la gestione del dolore. L'acupressione e il massaggio terapeutico possono alleviare la tensione muscolare e migliorare la circolazione sanguigna, contribuendo a ridurre il dolore.

Mantenere l'elasticità e la forza attraverso lo yoga

Mantenere l'elasticità e la forza attraverso lo yoga è essenziale durante la menopausa per affrontare i cambiamenti fisici e prevenire i sintomi associati alla perdita di massa muscolare e di densità ossea. Una pratica di yoga ben strutturata può sostenere la salute muscolare e scheletrica, migliorare l'equilibrio e aumentare il benessere generale.

La flessibilità è fondamentale per prevenire rigidità e dolore articolare, comuni durante la menopausa. Lo yoga offre numerose posizioni che aiutano ad allungare i muscoli e a mantenere le articolazioni mobili. Posizioni come Uttanasana (piegamento in avanti) e Janu Sirsasana (posizione della testa al ginocchio) sono eccellenti per allungare i muscoli della schiena, delle gambe e dei fianchi. La pratica regolare di questi asana può aiutare a mantenere i muscoli elastici e le articolazioni flessibili, riducendo il rischio di lesioni e migliorando la mobilità complessiva.

Oltre alla flessibilità, la forza muscolare è cruciale durante la menopausa per sostenere la densità ossea e prevenire l'osteoporosi. Le posizioni di forza nello yoga potenziano i muscoli, migliorano l'equilibrio e aumentano la stabilità. Posizioni come Virabhadrasana e Utkatasana (posizione della sedia) rafforzano i muscoli delle gambe, dei glutei e della schiena, contribuendo a mantenere una postura corretta e a prevenire il mal di schiena.

Asana per la Flessibilità

Posizioni di allungamento come Paschimottanasana e Baddha Konasana sono particolarmente utili per mantenere la flessibilità delle gambe e della schiena. Anche la posizione del triangolo allunga i muscoli laterali del corpo, migliorando la flessibilità della colonna vertebrale e dei fianchi. Praticare queste posizioni regolarmente aiuta a mantenere una buona gamma di movimento e a prevenire la rigidità muscolare.

Asana per la Forza

Posizioni di forza come quella del Bastone a Terra (Plank Pose o Kumbhakasana) e Chaturanga Dandasana (posizione del bastone a quattro zampe) sono eccellenti per rafforzare la parte superiore del corpo. La posizione del cane a faccia in giù è invece un asana multifunzionale che non solo allunga i muscoli posteriori delle gambe, ma rafforza anche le braccia e le spalle. La posizione del ponte è utile per rafforzare i glutei e la parte bassa della schiena, migliorando la stabilità e la forza complessiva.

Integrare una routine quotidiana che combina asana per la flessibilità e la forza è fondamentale per massimizzare i benefici dello yoga durante la menopausa. Una sequenza ideale potrebbe iniziare con alcune posizioni di riscaldamento per preparare il corpo, seguite da posizioni di allungamento per migliorare la flessibilità. Successivamente, si possono includere posizioni di forza per rafforzare i muscoli e concludere con una sessione di rilassamento per calmare la mente e il corpo.

Integrazione di supplementi e terapie naturali

L'adozione di un approccio integrato che unisce la pratica regolare dello yoga con il supporto nutrizionale e terapeutico assicura un sostegno completo durante la menopausa, favorendo una transizione più armoniosa e positiva. Questo approccio olistico non solo migliora il benessere fisico, ma anche la salute mentale ed emotiva, contribuendo a una qualità della vita migliore e più equilibrata.

Durante la menopausa, il corpo subisce cambiamenti significativi che possono richiedere un supporto nutrizionale aggiuntivo. I supplementi alimentari possono giocare un ruolo chiave nel sostenere la salute ossea, ridurre i sintomi e migliorare l'energia generale.

Calcio e Vitamina D

Il calcio e la vitamina D sono essenziali per mantenere la densità ossea e prevenire l'osteoporosi, una condizione comune durante la menopausa a causa della diminuzione dei livelli di estrogeni. Assicurarsi di ottenere una quantità sufficiente di calcio attraverso l'alimentazione o l'assunzione di integratori può aiutare a mantenere le ossa forti. La vitamina D, necessaria per l'assorbimento del calcio, può essere integrata tramite l'esposizione solare, alimenti fortificati o supplementi specifici.

Magnesio

Il magnesio è un minerale importante che può aiutare a ridurre i crampi muscolari, migliorare la qualità del sonno e supportare la salute cardiovascolare. Durante la menopausa, i livelli di magnesio possono diminuire, rendendo l'integrazione particolarmente benefica. Gli integratori di magnesio possono essere trovati in diverse forme, tra cui il magnesio citrato e il magnesio glicinato, che sono noti per la loro buona biodisponibilità.

Omega-3

Gli acidi grassi omega-3, presenti in pesci grassi come il salmone, così come in semi di lino e noci, sono noti per le loro proprietà antinfiammatorie. Gli omega-3 possono aiutare a ridurre il rischio di malattie cardiovascolari e migliorare la salute mentale, riducendo i sintomi di ansia e depressione che possono accompagnare la menopausa. Gli integratori di olio di pesce o olio di semi di lino sono ottime fonti di omega-3.

Erbe e Piante Medicinali

Le erbe e le piante medicinali sono state utilizzate per secoli per trattare i sintomi della menopausa. Questi rimedi naturali possono offrire sollievo dai sintomi senza gli effetti collaterali spesso associati ai farmaci convenzionali.

Trifoglio Rosso

Il trifoglio rosso è ricco di isoflavoni, composti simili agli estrogeni che possono aiutare a ridurre le vampate di calore e migliorare la salute delle ossa. Gli integratori di trifoglio rosso possono essere un'aggiunta utile alla routine quotidiana per alleviare i sintomi della menopausa.

Radice di Maca

La radice di maca, originaria delle Ande, è nota per le sue proprietà adattogene e può aiutare a bilanciare gli ormoni, migliorare l'energia e ridurre i sintomi della menopausa. La maca può essere assunta sotto forma di polvere aggiunta ai frullati o come integratore in capsule.

Cimicifuga Racemosa (Black Cohosh)

Il black cohosh è un'altra erba popolare per alleviare i sintomi della menopausa, in particolare le vampate di calore e le sudorazioni notturne. È disponibile in varie forme, tra cui compresse e tinture, e può essere utilizzato come parte di un programma di gestione dei sintomi.

Terapie Complementari

Oltre ai supplementi e alle erbe, le terapie complementari come l'agopuntura, il massaggio e la riflessologia possono fornire ulteriori benefici. Queste terapie aiutano a ridurre lo stress, migliorare la circolazione e promuovere un senso di benessere generale.

Dopo aver integrato supplementi e terapie naturali nella routine, il passo successivo è esplorare le sfide emotive e psicologiche della menopausa. Il prossimo capitolo affronterà come le tecniche yogiche e altre pratiche di benessere possono aiutare a gestire l'impatto emotivo della menopausa, promuovendo la resilienza e il benessere mentale. Questo approccio integrato garantirà un supporto completo durante la menopausa, contribuendo a una transizione più armoniosa e positiva.

L'adozione di un approccio olistico che unisce la pratica dello yoga, i supplementi, le erbe medicinali e le terapie complementari offre un sostegno completo che non solo allevia i sintomi fisici, ma supporta anche la salute mentale ed emotiva, migliorando la qualità della vita durante la menopausa.

Capitolo 9: Superare le Sfide Emotive e Psicologiche

Comprendere l'impatto emotivo della menopausa

Comprendere l'impatto emotivo della menopausa è essenziale per attraversare questa fase di transizione con consapevolezza e resilienza. La menopausa non riguarda solo cambiamenti fisici; implica anche profondi cambiamenti emotivi e psicologici. Affrontare questi aspetti in modo olistico è fondamentale per mantenere un benessere complessivo.

Le fluttuazioni ormonali che accompagnano la menopausa possono causare una serie di sintomi emotivi, tra cui sbalzi d'umore, irritabilità, ansia e depressione. Gli estrogeni e il progesterone, che influenzano la produzione di serotonina e altri neurotrasmettitori legati al benessere, diminuiscono durante la menopausa, causando cambiamenti nell'umore e nella stabilità emotiva. Questi cambiamenti possono influenzare negativamente la qualità della vita, le relazioni e l'autostima.

Lo stress e l'ansia sono comuni durante la menopausa, spesso esacerbati dalle preoccupazioni per i sintomi fisici, come le vampate di calore e l'insonnia. La gestione dello stress diventa cruciale, poiché lo stress cronico può aggravare i sintomi fisici e contribuire a problemi emotivi. Pratiche di rilassamento, come la meditazione e la respirazione profonda, possono essere particolarmente efficaci nel ridurre i livelli di stress e migliorare la gestione dell'ansia.

Anche la depressione durante la menopausa può rappresentare un problema significativo, influenzando la capacità di godere della vita quotidiana. Sentimenti di tristezza, disperazione e mancanza di interesse nelle attività abituali possono diventare prevalenti. È importante riconoscere questi sintomi e cercare supporto, sia attraverso la terapia che attraverso pratiche di benessere come lo yoga, che può aiutare a migliorare l'umore e promuovere una prospettiva più positiva.

La menopausa può parimenti portare a una crisi di identità per molte donne. I cambiamenti fisici, come l'aumento di peso, la perdita di elasticità della pelle e i capelli grigi, possono influenzare negativamente l'autostima. Inoltre, il cambiamento del ruolo sociale e familiare, come i figli che lasciano la casa, può contribuire a un senso di perdita e incertezza. È essenziale affrontare questi sentimenti attraverso la consapevolezza e pratiche che promuovano l'accettazione di sé e la crescita personale.

Lo yoga offre strumenti potenti per affrontare l'impatto emotivo della menopausa. Le pratiche di asana, pranayama e meditazione possono aiutare a stabilizzare l'umore, ridurre lo stress e migliorare la resilienza emotiva. Gli asana che aprono il cuore, come il ponte e la posizione del pesce (Matsyasana), possono aiutare a liberare le tensioni emozionali e promuovere un senso di apertura e benessere.

Anche la meditazione e la mindfulness sono particolarmente efficaci per migliorare la consapevolezza emotiva e ridurre i livelli di stress. Praticare la meditazione quotidianamente può aiutare a calmare la mente, migliorare la concentrazione e promuovere una maggiore consapevolezza delle proprie emozioni. La mindfulness, in particolare, aiuta a rimanere presenti nel momento e a gestire le reazioni emotive in modo più equilibrato.

Infine, il supporto sociale è cruciale durante la menopausa. Connettersi con altre donne che stanno attraversando la stessa fase può offrire conforto e comprensione. Gruppi di supporto, sia di persona che online, possono fornire uno spazio sicuro per condividere esperienze, sfide e successi. Questo senso di comunità può alleviare il senso di isolamento e fornire un supporto emotivo prezioso.

Nel prossimo punto, esploreremo le tecniche yogiche specifiche che possono aiutare a gestire la depressione e l'ansia durante la menopausa. Queste tecniche, combinate con un approccio olistico al benessere emotivo, forniranno strumenti pratici per affrontare questa fase con maggiore serenità e forza interiore.

Tecniche yogiche per affrontare depressione e ansia

Le tecniche yogiche possono essere strumenti incredibilmente efficaci per affrontare la depressione e l'ansia durante la menopausa. Questi metodi non solo aiutano a gestire i sintomi emotivi, ma promuovono anche un senso di equilibrio e benessere. Vediamo come specifiche pratiche yogiche possono supportare il benessere emotivo e mentale durante questa fase di transizione.

Asana per la Depressione

Gli asana possono influenzare positivamente lo stato d'animo e alleviare i sintomi della depressione. Le posizioni di apertura del cuore, come Ustrasana (la posizione del cammello) e Bhujangasana (la posizione del cobra), aiutano a espandere il torace e a migliorare la respirazione, facilitando una sensazione di apertura e leggerezza. Queste posizioni non solo stimolano il flusso di energia nel corpo, ma anche il rilascio di tensioni emotive accumulate.

Le posizioni di inversione, come Viparita Karani e Sarvangasana, migliorano la circolazione sanguigna e stimolano il sistema endocrino, che può influenzare positivamente l'umore. Anche le inversioni favoriscono un profondo rilassamento, riducendo la sensazione di pesantezza emotiva tipica della depressione.

Pranayama per l'Ansia

Il pranayama è particolarmente utile per gestire l'ansia. Tecniche di respirazione come Nadi Shodhana e Ujjayi Pranayama aiutano a calmare il sistema nervoso e a ridurre lo stress. Nadi Shodhana bilancia le energie nel corpo, migliorando la concentrazione e la chiarezza mentale. Questa tecnica coinvolge l'inspirazione e l'espirazione alternata attraverso le narici, che aiuta a riequilibrare il sistema nervoso e a ridurre i livelli di ansia.

Ujjayi Pranayama, caratterizzata da un respiro profondo e controllato con una leggera contrazione della glottide, induce una sensazione di calma e stabilità. Questa tecnica è efficace per creare un senso di sicurezza e radicamento, essenziale per chi soffre di ansia.

Meditazione e Mindfulness

La meditazione è una pratica fondamentale per migliorare la consapevolezza emotiva e ridurre la depressione e l'ansia. Pratiche di meditazione come la meditazione mindfulness e la meditazione guidata aiutano a focalizzare la mente e a ridurre il rumore mentale. La meditazione mindfulness, in particolare, insegna a osservare i propri pensieri e sentimenti senza giudizio, promuovendo una maggiore accettazione e comprensione di sé.

La meditazione guidata può essere utile per chi trova difficile meditare in silenzio. Attraverso visualizzazioni guidate e tecniche di rilassamento, si può raggiungere uno stato di calma profonda e rilasciare tensioni emotive.

Per ottenere i massimi benefici, è essenziale integrare queste pratiche yogiche nella routine quotidiana. Un esempio di routine potrebbe includere iniziare la giornata con una breve sessione di pranayama e meditazione per centrare la mente, seguita da una pratica di asana che incorpori posizioni di apertura del cuore e inversioni. Terminare la giornata con una meditazione guidata per rilassarsi e prepararsi al sonno.

Anche costruire una pratica regolare e trovare il supporto attraverso gruppi di yoga o comunità online può fornire una rete di sostegno emotivo. Connettersi con altri che stanno attraversando esperienze simili offre conforto e incoraggiamento, facilitando una maggiore resilienza emotiva.

Costruire resilienza attraverso la pratica regolare

Costruire resilienza attraverso la pratica regolare dello yoga è un processo che richiede impegno e consapevolezza, ma che può portare a profondi benefici emotivi e psicologici. La resilienza è la capacità di recuperare rapidamente dalle difficoltà e di adattarsi bene ai cambiamenti e alle avversità. Durante la menopausa, questa qualità è particolarmente importante per affrontare le sfide emotive e fisiche che possono sorgere.

La pratica degli asana non solo rafforza il corpo, ma anche la mente. Le posizioni che promuovono stabilità e forza, come la posizione del guerriero e la posizione dell'albero, sono particolarmente efficaci per costruire resilienza. Queste posizioni richiedono concentrazione, equilibrio e forza, qualità che aiutano a sviluppare un senso di empowerment e stabilità interiore.

La posizione del guerriero, ad esempio, simboleggia forza e determinazione. Tenere questa posizione può aiutare a sviluppare una sensazione di radicamento e sicurezza, fondamentali per affrontare le sfide emotive. La posizione dell'albero, con il suo equilibrio su una sola gamba, richiede concentrazione e calma, promuovendo la capacità di rimanere centrati anche quando le circostanze esterne sono instabili.

Le tecniche di respirazione sono strumenti potenti per migliorare la resilienza emotiva. La respirazione profonda e controllata, come quella praticata in Ujjayi Pranayama, aiuta a calmare il sistema nervoso e a stabilizzare la mente. Questa tecnica, che comporta l'inspirazione e l'espirazione lente e controllate attraverso la glottide parzialmente chiusa, può ridurre l'ansia e migliorare la chiarezza mentale.

Nadi Shodhana, la respirazione a narici alternate, è un'altra tecnica efficace per bilanciare le energie nel corpo e migliorare la capacità di affrontare lo stress. Praticando questa tecnica regolarmente, si può sviluppare una maggiore consapevolezza e controllo sulle proprie reazioni emotive, rafforzando la resilienza.

La meditazione è una pratica essenziale per costruire resilienza emotiva. La meditazione mindfulness, che incoraggia a rimanere presenti e ad osservare i propri pensieri e sentimenti senza giudizio, può migliorare la capacità di affrontare lo stress e le difficoltà emotive. Questa pratica sviluppa una maggiore accettazione di sé e delle proprie esperienze, riducendo la tendenza a rimuginare e l'ansia.

La meditazione guidata può fornire un supporto strutturato per chi trova difficile meditare in silenzio. Attraverso visualizzazioni e tecniche di rilassamento, la meditazione guidata può aiutare a rilasciare tensioni emotive e a sviluppare una maggiore resilienza.

Per costruire una resilienza duratura, è importante integrare queste pratiche nella routine quotidiana. Un esempio di routine potrebbe includere una sessione mattutina di pranayama e meditazione per iniziare la giornata con calma e chiarezza, seguita da una pratica di asana che incorpori posizioni di forza e stabilità. Terminare la giornata con una meditazione guidata per rilassarsi e prepararsi al sonno.

Storie di trasformazione personale e superamento delle sfide

Questi racconti non solo dimostrano il potere dello yoga come strumento di gestione e superamento delle difficoltà, ma forniscono anche esempi concreti di come le tecniche apprese possano essere applicate nella vita quotidiana per migliorare il benessere fisico ed emotivo.

Maria, una donna di 52 anni, ha iniziato a praticare yoga durante la menopausa per gestire le vampate di calore e l'insonnia. All'inizio, trovava difficile rilassarsi e concentrarsi durante le sessioni. Tuttavia, con il tempo e la pratica regolare, ha notato un significativo miglioramento nella qualità del sonno e una riduzione delle vampate di calore. Maria attribuisce gran parte del suo successo alla tecnica del pranayama, in particolare alla respirazione a narici alternate, che ha imparato a integrare nella sua routine quotidiana.

La storia di Elena, 48 anni, è un altro esempio di trasformazione attraverso lo yoga. Elena soffriva di gravi sbalzi d'umore e ansia durante la menopausa. Trovò sollievo praticando regolarmente posizioni di apertura del cuore come Ustrasana (la posizione del cammello) e Bhujangasana. Questi asana non solo l'aiutarono a migliorare il suo umore, ma anche a sviluppare una maggiore autostima e un senso di apertura verso nuove esperienze. Inoltre, Elena ha trovato grande beneficio nella meditazione mindfulness, che l'ha aiutata a gestire l'ansia e a mantenere una prospettiva positiva.

Sara, 55 anni, ha scoperto che la pratica delle inversioni, come Viparita Karani, ha avuto un impatto positivo sul suo benessere emotivo e fisico. Queste posizioni l'hanno aiutata a migliorare la circolazione e a ridurre la sensazione di affaticamento cronico. Sara ha anche integrato la meditazione guidata nella sua routine serale, trovando che questa pratica l'ha aiutata a rilassarsi profondamente e a migliorare la qualità del sonno.

Le storie di Maria, Elena e Sara dimostrano che, indipendentemente dalle sfide specifiche che ogni donna può affrontare durante la menopausa, lo yoga può offrire soluzioni efficaci e personalizzate. Questi racconti sottolineano l'importanza di una pratica regolare e dell'integrazione di diverse tecniche yogiche per affrontare vari sintomi.

In particolare, la respirazione a narici alternate emerge come una tecnica particolarmente efficace per gestire lo stress e migliorare la qualità del sonno, mentre le posizioni di apertura del cuore possono aiutare a migliorare l'umore e aumentare l'autostima. Le inversioni, invece, offrono benefici significativi per la circolazione e il rilassamento profondo.

Le storie di trasformazione personale non solo ispirano, ma forniscono anche una guida pratica per le donne che cercano di migliorare il loro benessere durante la menopausa. È essenziale riconoscere che ogni percorso è unico e che ciò che funziona per una persona potrebbe dover essere adattato per un'altra. Tuttavia, l'aspetto comune in tutte queste storie è l'impegno e la perseveranza nella pratica dello yoga.

Incorporare lo yoga nella vita quotidiana richiede tempo e pazienza, ma i benefici possono essere profondi e duraturi. Le donne sono incoraggiate a sperimentare diverse tecniche e a trovare quelle che meglio si adattano alle loro esigenze personali.

Sostenere sé stessi e altri attraverso gruppi di supporto e comunità

Sostenere sé stessi e gli altri attraverso gruppi di supporto e comunità è un elemento fondamentale durante la menopausa.

I gruppi di supporto offrono molteplici benefici. Uno dei principali vantaggi è la possibilità di condividere esperienze con altre donne che stanno attraversando situazioni simili. Questo senso di comunità può alleviare il senso di isolamento e fornire una comprensione reciproca che è spesso difficile da trovare altrove. Sentirsi comprese e sostenute può ridurre l'ansia e la depressione, promuovendo un maggiore benessere emotivo.

Inoltre, i gruppi di supporto forniscono un'opportunità per imparare da altre donne. Condividere suggerimenti pratici, strategie di gestione e risorse può essere estremamente utile. Questi gruppi possono diventare una fonte di informazioni preziose su tutto, dalle pratiche di yoga più efficaci ai migliori supplementi naturali per alleviare i sintomi della menopausa.

Trovare un gruppo di supporto può iniziare con una ricerca online. Ci sono molti forum e gruppi sui social media dedicati alla menopausa dove le donne possono connettersi e condividere le loro esperienze. Partecipare a un gruppo di yoga o a una classe di meditazione locale può offrire opportunità per incontrare altre donne con interessi simili.

Se non esistono gruppi di supporto nella propria area, considerate la possibilità di crearne uno. Questo può essere semplice come organizzare incontri regolari con un piccolo gruppo di amiche o conoscenti che stanno attraversando la menopausa. Questi incontri possono essere in persona o virtuali, a seconda delle preferenze e delle circostanze.

Per rendere gli incontri di supporto efficaci e utili, è utile avere una struttura di base. Ogni incontro potrebbe iniziare con una sessione di condivisione dove ogni partecipante ha l'opportunità di parlare delle proprie esperienze recenti. Questo può essere seguito da una discussione di gruppo su un tema specifico, come le tecniche di yoga per gestire i sintomi fisici o i rimedi naturali per migliorare il sonno.

Includere una pratica di yoga o una sessione di meditazione guidata può essere un modo potente per rafforzare il legame del gruppo e fornire strumenti pratici per il benessere. Queste pratiche possono aiutare le partecipanti a rilassarsi e a rilasciare le tensioni, creando un ambiente positivo e di supporto.

Partecipare a un gruppo di supporto non solo offre la possibilità di ricevere sostegno, ma anche di dare sostegno. Essere in grado di condividere le proprie esperienze e aiutare gli altri può essere molto gratificante e può migliorare il proprio senso di autostima e di connessione. È importante anche prendersi cura di sé stessi, assicurandosi di bilanciare il tempo dedicato agli altri con il tempo necessario per il proprio riposo e benessere personale.

Dopo aver esplorato l'importanza del sostegno sociale attraverso gruppi di supporto e comunità, il passo successivo è integrare lo yoga nella vita quotidiana per una rinascita continua. Il prossimo capitolo si concentrerà su strategie pratiche per rendere lo yoga una parte integrante della vita quotidiana, mantenendo una pratica costante nonostante gli impegni giornalieri.

Questo approccio garantirà che i benefici dello yoga siano sostenibili a lungo termine, promuovendo un benessere fisico ed emotivo duraturo. Integrare lo yoga nella vita quotidiana aiuterà a mantenere la resilienza e il benessere sviluppati, offrendo un percorso continuo di crescita e scoperta personale oltre la menopausa.

Capitolo 10: Integrare lo Yoga nella Vita Quotidiana per una Rinascita Continua

Integrare lo yoga nella vita quotidiana è una strategia potente per garantire una rinascita continua durante la menopausa. Questa integrazione non solo aiuta a mantenere i benefici fisici e mentali acquisiti, ma promuove anche un approccio equilibrato alla vita, che sostiene la crescita personale e il benessere a lungo termine.

La chiave per integrare lo yoga nella vita quotidiana è creare una routine che si adatti alle esigenze e agli impegni personali. Stabilire un orario fisso per la pratica, preferibilmente al mattino o alla sera, può aiutare a trasformare lo yoga in un'abitudine. Il mattino è un ottimo momento per energizzare il corpo e prepararsi mentalmente per la giornata, mentre la sera è ideale per rilassarsi e rilasciare le tensioni accumulate.

Una routine giornaliera non deve essere necessariamente lunga o complessa. Anche 15-20 minuti di pratica possono fare una grande differenza. Una breve sequenza che include alcune posizioni di riscaldamento, asana di forza e flessibilità, e una breve sessione di pranayama e meditazione può essere sufficiente per mantenere i benefici dello yoga.

Oltre a una pratica formale, lo yoga può essere integrato nelle attività quotidiane. Ad esempio, praticare la consapevolezza durante le attività di routine come camminare, cucinare o lavorare può trasformare questi momenti in opportunità di meditazione attiva. Fare delle pause durante la giornata per fare qualche allungamento o esercizio di respirazione può aiutare a ridurre lo stress e migliorare la concentrazione.

Anche le posizioni di yoga possono essere incorporate in momenti opportuni durante la giornata. Ad esempio, praticare la posizione del guerriero mentre si guarda la TV o fare una breve sequenza di saluto al sole durante una pausa dal lavoro può mantenere il corpo attivo e la mente rilassata.

È importante ricordare che lo yoga è una pratica flessibile e adattabile. Le esigenze fisiche e mentali possono variare di giorno in giorno, quindi è utile adattare la pratica di conseguenza. Nei giorni in cui ci si sente particolarmente stanchi o stressati, una pratica più dolce e rilassante può essere più appropriata. Nei giorni in cui si ha più energia, una pratica più vigorosa può aiutare a canalizzare quell'energia positivamente.

Utilizzare accessori come cuscini, cinghie e blocchi può rendere la pratica più accessibile e confortevole, permettendo di eseguire le posizioni in modo sicuro ed efficace. Questo è particolarmente importante durante la menopausa, quando il corpo può essere più suscettibile a dolori e rigidità.

Mantenere la motivazione è essenziale per una pratica di yoga a lungo termine. Partecipare a classi di yoga, sia in persona che online, può offrire supporto e ispirazione continua. Condividere la pratica con amici o familiari può creare anche un senso di comunità e responsabilità reciproca.

Tenere un diario della pratica può essere un altro strumento utile per monitorare i progressi e riflettere sui benefici ottenuti. Annotare le sensazioni fisiche, i cambiamenti emotivi e le esperienze personali può aiutare a mantenere la consapevolezza e a rafforzare l'impegno nella pratica.

Rendere lo yoga una parte integrante della vita quotidiana è un viaggio continuo che richiede impegno e adattabilità.

Mantenere una pratica costante nonostante gli impegni quotidiani

Mantenere una pratica costante di yoga nonostante gli impegni quotidiani può sembrare una sfida, ma con le giuste strategie, è possibile integrare lo yoga nella routine giornaliera in modo sostenibile. L'obiettivo è fare dello yoga una parte non negoziabile della giornata, proprio come mangiare o dormire, per assicurarsi che i benefici a lungo termine siano raggiunti e mantenuti.

La chiave per mantenere una pratica costante è la pianificazione. Pianificare le sessioni di yoga come si farebbe con qualsiasi altro appuntamento importante può aiutare a dare priorità alla pratica. Creare un calendario settimanale che includa orari specifici per lo yoga può essere estremamente utile. Questi orari dovrebbero essere scelti in base ai momenti della giornata in cui si è meno probabilmente interrotti e si ha la maggiore probabilità di essere coerenti. Ad esempio, una sessione mattutina prima che inizi la giornata lavorativa o una pratica serale prima di andare a dormire.

Essere flessibili con la pratica è altrettanto importante quanto la pianificazione. Gli imprevisti possono accadere, e può non essere sempre possibile seguire il piano prestabilito. In questi casi, è utile avere un piano B, come sessioni di yoga più brevi o pratiche di meditazione che possono essere fatte ovunque, anche alla scrivania o sul treno. Adattare la pratica alle circostanze della giornata garantisce che, anche se non si riesce a fare una sessione completa, si continua a mantenere il contatto con lo yoga.

Le tecnologie moderne offrono inoltre molte soluzioni per mantenere una pratica costante. Le applicazioni di yoga, i video su YouTube e le lezioni online consentono di praticare in qualsiasi momento e luogo. Questi strumenti possono essere particolarmente utili per chi ha un programma di lavoro variabile o viaggia spesso. Iscriversi a una piattaforma online che offre una varietà di classi può fornire l'accesso a lezioni di diverse durate e stili, adattandosi alle esigenze del momento.

Avere uno spazio dedicato allo yoga in casa può aiutare a mantenere la motivazione. Questo spazio dovrebbe essere tranquillo, accogliente e privo di distrazioni. Accessori come tappetini, blocchi, cuscini e candele profumate possono rendere l'ambiente più invitante. Quando si ha un luogo specifico designato per lo yoga, diventa più facile creare una routine e associarlo a momenti di relax e concentrazione.

Inoltre, integrare pratiche di mindfulness durante la giornata può aiutare a mantenere i benefici dello yoga anche quando non si è sul tappetino. Praticare la consapevolezza durante attività quotidiane come mangiare, camminare o lavorare può mantenere la mente centrata e calma. La respirazione consapevole e le brevi pause di meditazione possono essere fatte in qualsiasi momento e luogo, aiutando a ridurre lo stress e a migliorare la concentrazione.

Anche partecipare a una comunità di yoga, sia online che di persona, può fornire supporto e motivazione. Condividere l'esperienza con altri praticanti crea un senso di appartenenza e responsabilità. Gruppi di supporto, lezioni di gruppo e ritiri di yoga offrono opportunità per approfondire la pratica e ricevere incoraggiamento.

È importante riflettere regolarmente sulla propria pratica e fare aggiustamenti quando necessario. Tenere un diario della pratica può aiutare a monitorare i progressi e a identificare eventuali ostacoli. Riconoscere i successi e le difficoltà permette di adattare la pratica alle esigenze in evoluzione e di mantenere un approccio flessibile.

I benefici a lungo termine della pratica regolare

Lo yoga, praticato regolarmente, può avere un impatto significativo sulla salute fisica. Gli asana migliorano la flessibilità, la forza e l'equilibrio, riducendo il rischio di lesioni e promuovendo la mobilità articolare. Questo è particolarmente importante durante la menopausa, quando la densità ossea può diminuire e il corpo può diventare più suscettibile a dolori e rigidità. Posizioni come la posizione del guerriero e il cane a faccia in giù rafforzano i muscoli principali e migliorano la postura, prevenendo mal di schiena e altri problemi muscoloscheletrici.

Inoltre, le pratiche di pranayama migliorano la capacità polmonare e la funzione respiratoria, promuovendo un maggiore apporto di ossigeno al corpo. Questo non solo aumenta l'energia e la vitalità, ma supporta anche la salute cardiovascolare. La respirazione profonda e consapevole riduce la pressione sanguigna e diminuisce i livelli di stress, contribuendo a un cuore sano.

Supporto al Benessere Mentale ed Emotivo

Uno degli aspetti più potenti dello yoga è il suo impatto sul benessere mentale ed emotivo. La meditazione e le pratiche di mindfulness aiutano a sviluppare una mente calma e centrata, riducendo i livelli di ansia e depressione. Durante la menopausa, quando gli sbalzi d'umore e lo stress possono essere prevalenti, queste pratiche offrono strumenti efficaci per gestire le emozioni e promuovere una visione positiva della vita.

La pratica regolare dello yoga stimola la produzione di endorfine, gli "ormoni della felicità", che migliorano l'umore e aumentano il senso di benessere. Inoltre, lo yoga promuove una maggiore consapevolezza di sé, aiutando a sviluppare una relazione più profonda e positiva con il proprio corpo e la propria mente. Questo può portare a un miglioramento dell'autostima e dell'autoefficacia, favorendo una maggiore resilienza emotiva.

Crescita Personale e Spirituale

Oltre ai benefici fisici e mentali, lo yoga favorisce la crescita personale e spirituale. Le pratiche yogiche incoraggiano l'introspezione e la riflessione, aiutando a sviluppare una maggiore consapevolezza delle proprie abitudini e dei propri schemi mentali. Questo può portare a un senso di realizzazione personale e a una maggiore capacità di vivere in armonia con sé stessi e con gli altri.

Lo yoga insegna anche l'importanza della pazienza e della costanza. La progressione nella pratica richiede tempo e dedizione, insegnando l'importanza di un impegno costante e di una mentalità aperta. Questi insegnamenti possono essere applicati in molti aspetti della vita quotidiana, promuovendo una filosofia di vita che valorizza la crescita continua e la resilienza.

Benefici Sociali e Relazionali

Partecipare a lezioni di yoga o unirsi a una comunità di praticanti offre anche benefici sociali significativi. Connettersi con altre persone che condividono interessi e obiettivi simili crea un senso di comunità e appartenenza. Queste connessioni possono offrire supporto emotivo e motivazionale, rendendo più facile mantenere una pratica costante. La condivisione delle esperienze e il supporto reciproco possono migliorare la qualità delle relazioni e contribuire a un senso di benessere collettivo.

Riflessioni finali: lo yoga come filosofia di vita

Vivere lo yoga come filosofia di vita significa incorporare i suoi principi e insegnamenti non solo nelle sessioni di pratica, ma anche in ogni aspetto della vita quotidiana. Questo approccio olistico promuove un equilibrio tra corpo, mente e spirito, favorendo un benessere duraturo e una qualità della vita superiore.

Vediamo come si può integrare questa filosofia nella routine quotidiana e nelle relazioni interpersonali.

I principi fondamentali dello yoga, come gli Yama e i Niyama, offrono linee guida etiche e comportamentali che possono essere applicate quotidianamente. Gli Yama includono ahimsa (non violenza), satya (verità), asteya (non rubare), brahmacharya (continenza) e aparigraha (non possesso). Praticare ahimsa, ad esempio, può significare trattare sé stessi e gli altri con gentilezza e rispetto, evitando comportamenti dannosi.

I Niyama, che includono saucha (pulizia), santosha (soddisfazione), tapas (disciplina), svadhyaya (studio di sé) e ishvara pranidhana (dedizione a un potere superiore), offrono pratiche personali per migliorare la disciplina e la consapevolezza. La pratica di santosha invita a trovare gratitudine e soddisfazione nelle piccole cose della vita, mentre svadhyaya incoraggia la riflessione e la crescita personale attraverso l'auto-studio.

Mindfulness e Consapevolezza

La mindfulness è un aspetto centrale dello yoga che può essere applicato in ogni momento della giornata. Praticare la consapevolezza durante attività quotidiane può trasformare queste attività in pratiche meditative. Essere presenti nel momento e prestare attenzione alle proprie azioni e pensieri senza giudizio aiuta a ridurre lo stress e a migliorare la qualità della vita.

Ad esempio, mentre si mangia, si può praticare la consapevolezza gustando ogni boccone, apprezzando i sapori e le texture del cibo. Questa pratica non solo migliora la digestione, ma promuove anche una relazione più sana con il cibo. Allo stesso modo, camminare in modo consapevole, notando il contatto dei piedi con il suolo e l'ambiente circostante, può trasformare una semplice passeggiata in un momento di meditazione attiva.

Relazioni Interpersonali

Applicare i principi dello yoga alle relazioni interpersonali può migliorare significativamente la qualità delle interazioni con gli altri. La pratica di ahimsa e satya nelle comunicazioni quotidiane promuove relazioni basate sulla gentilezza, l'onestà e il rispetto reciproco. Essere presenti e ascoltare attivamente durante le conversazioni dimostra rispetto e attenzione per gli altri, rafforzando i legami personali e professionali.

Il principio di aparigraha può essere applicato alle relazioni evitando l'attaccamento eccessivo e il desiderio di controllo sugli altri. Questo favorisce relazioni più equilibrate e armoniose, basate sulla libertà e sulla reciproca comprensione.

Lo yoga offre, inoltre, strumenti pratici per la gestione dello stress, che possono essere applicati in situazioni quotidiane. Tecniche di respirazione come la respirazione profonda e la respirazione a narici alternate possono essere utilizzate per calmare la mente e ridurre l'ansia in momenti di stress. Praticare queste tecniche regolarmente aiuta a mantenere un livello di stress più basso e una mente più equilibrata.

Invito a continuare il percorso di crescita e scoperta personale oltre il libro

La fine di questo libro non rappresenta la conclusione del viaggio, ma piuttosto un nuovo inizio, un'opportunità per approfondire, esplorare ed evolvere continuamente.

Il viaggio dello yoga è infinito. Ogni giorno offre una nuova opportunità per esplorare il vostro corpo, la vostra mente e il vostro spirito. Anche quando gli impegni della vita sembrano sovrastarvi, ricordate che lo yoga può essere un rifugio, un momento solo per voi stesse, in cui potete ritrovare la calma e l'equilibrio. Dedicate qualche minuto ogni giorno a respirare profondamente, a muovere il corpo con consapevolezza e a meditare in silenzio. Questi piccoli momenti di cura personale si accumuleranno, portando un cambiamento significativo nella vostra vita.

Non dimenticate l'importanza della comunità. Connettetevi con altre donne che condividono lo stesso percorso. Partecipare a gruppi di supporto, lezioni di yoga o seminari può offrirvi nuove prospettive e motivazione. Condividete le vostre esperienze e ascoltate quelle degli altri può creare un senso di appartenenza e sostegno reciproco. Siamo tutte insieme in questo viaggio e trovare il sostegno di una comunità può fare una grande differenza.

Continuate a esplorare e a imparare. Il mondo dello yoga è vasto e ricco di conoscenze. Provate nuovi stili di yoga, sperimentate diverse tecniche di respirazione e meditazione e leggete libri che vi ispirano. Ogni nuova pratica e ogni nuovo insegnamento possono arricchire la vostra esperienza e offrirvi strumenti aggiuntivi per affrontare le sfide quotidiane.

La crescita personale non ha fine. Ogni esperienza, positiva o negativa, è un'opportunità per imparare e crescere. Abbracciate il cambiamento con un cuore aperto e una mente curiosa. Riconoscete i vostri progressi e celebrate i vostri successi, per quanto piccoli possano sembrare. Ogni passo avanti è una vittoria.

Infine, ricordate che la pratica dello yoga è una pratica di amore e compassione verso sé stesse. Trattatevi con gentilezza e rispetto. Accettate le vostre imperfezioni e celebrate la vostra unicità. La menopausa è una fase naturale della vita, un periodo di trasformazione che vi offre la possibilità di riscoprire e reinventare voi stesse.

Vi invito a continuare questo viaggio con entusiasmo e determinazione. Portate con voi gli insegnamenti e le pratiche apprese in questo libro e continuate a esplorare nuove strade di benessere e consapevolezza. Il vostro impegno verso voi stesse è il regalo più grande che potete farvi. Mantenete viva la fiamma della curiosità e della scoperta e permettete allo yoga di guidarvi verso una vita di equilibrio, pace e gioia.

Il cammino può essere lungo e a volte impegnativo, ma ricordate che ogni passo è importante. Ogni momento dedicato alla vostra pratica è un atto di amore verso voi stesse. Continuate a camminare con fiducia e coraggio, sapendo che il viaggio dello yoga vi porterà sempre più vicino alla vostra vera essenza.

Se pensi che questo libro

ti sia piaciuto e ti abbia aiutato,

ti invito a condividere le tue riflessioni

con una breve recensione su Amazon!

Grazie

Aisha Lombardi

www.ingramcontent.com/pod-product-compliance
Lightning Source LLC
Chambersburg PA
CBHW061347250726
48657CB00004B/1375